# Der Autor

Karl Gengenbach

Der Autor erzählt hier Geschichten, die er mit dem Fahrrad erlebt hat. Glauben Sie nicht alles. Einige Erlebnisse sind frei erfunden. Lesen Sie skurriles und satirisches aus den letzten 50 Jahren.

# MEIN COOLES BIKE
## 50 JAHRE FAHRRADGESCHICHTEN
### VON KARL GENGENBACH

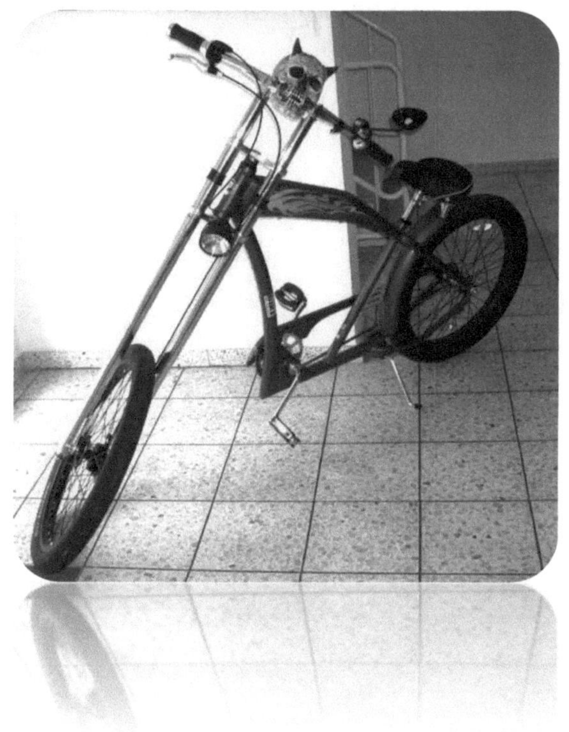

Herstellung und Verlag Books on Demand GmbH

ISBN 978-3-8423-2001-7

Refrain aus einem Lied der Prinzen:


"Mein Fahrrad"

Jeder Popel fährt `nen Opel.

Jeder Affe fährt `nen Ford.

Jeder Blödmann fährt `nen Porsche.

Jeder Arsch `nen Audi Sport.

Jeder Spinner fährt `nen Manta.

Jeder Dödel Jaguar.

Nur Genießer fahren Fahrrad

und sind immer schneller da.

# Die Fünfziger-Jahre

Anfang der Fünfziger-Jahre gab es nur wenige Fahrräder. Das waren vorwiegend große Herrenräder, die den Weltkrieg überdauert hatten. Kinderfahrräder gab es noch nicht.

Trotzdem hatten ein paar Jungen aus der Nachbarschaft so ein altes Herrenrad organisiert. Vielleicht war es auch geklaut.

Das Fahrrad hatte keinen Sattel. Der war irgendwann verloren gegangen. Die Bremse funktionierte auch nicht. Aber, egal, es war ein richtiges Fahrrad.

Um damit zu fahren musste man das rechte Bein unter der Querstange hindurch stecken und konnte dann – ganz schief – einige Meter fahren.

Nach langem betteln durfte ich auch mal mit dem Rad fahren. Ich war damals 8 Jahre alt, klein und ziemlich schmächtig und das Fahrrad kam mir riesengroß vor.

Zuerst stellte ich mich auf eine kleine Gartenmauer. Von dort konnte ich auf das Fahrrad aufsteigen und auf die Stange sitzen. Meine Kumpel hielten das Fahrrad fest.

Von der Querstange aus reichten meine Füße nicht bis an die Pedale. Also stieg ich wieder ab. Nun steckte ich das rechte Bein unter der Stange durch. So kam ich an die Pedale und konnte einige Meter vorwärts fahren. Ich hing ganz schief auf dem Fahrrad.

Anhalten konnte ich wegen der defekten Bremse nur, indem ich absprang und das Fahrrad allein weiterfahren ließ. Es gab jedesmal einen Mordskrach, wenn das Rad umfiel. Manchmal stürzte ich auch mit dem Rad um und bekam einige Kratzer ab. Aber dem Rad passierte nichts. Es war so stabil gebaut, dass daran nichts kaputt ging.

*

Einmal fuhr ich mit dem Rad über den Schulhof. >>Halt<<, rief der Hausmeister, >>kein Licht und keine Klingel.<< >>Aus dem Weg<<, rief ich zurück, >>keine Bremsen.<<

Natürlich war die ganze Sache ziemlich gefährlich und irgendwann war das Fahrrad plötzlich verschwunden. Wir dachten, es wäre geklaut worden, aber wahrscheinlich hatten es besorgte Eltern weggenommen. Meine ersten Erfahrungen mit dem Radfahren waren also kurz.

*

In dieser Zeit kam regelmäßig der "Lumpensammler" in unseren Ort. Das war ein schmieriger, schmuddeliger Typ mit einem alten Lastwagen. Wenn er in unsere Wohnanlage kam rief er laut: >>Lumpen, Alteisen, Papier!<<, dazu schellte er mit einer großen Schelle, so dass es alle Hausfrauen hören konnten.

Damals hatte man noch keine Papierabfälle, aber Lumpen und Alteisen. Holz wurde verbrannt und die wenigen Küchenabfälle wurden kompostiert. Auch die Asche aus dem Ofen kam in den Garten. Im Winter wurde mit der Asche gestreut. Streusalz gab es noch nicht. Was nicht mehr verwertbar war, nahm der "Dreckbauer" mit. Schon damals wurde also der Müll sauber getrennt.

Für das, was wir dem Lumpensammler gaben, erhielten wir eine billige Kaffeetasse, manchmal auch ein paar Pfennige.

Ich hatte damals einen alten verrosteten Karabiner 98K und zwei Bajonette, ebenfalls verrostet. Auf diese Waffen war ich besonders stolz. Eines Tages waren sie verschwunden. Alles futsch. Meine Mutter hatte das Zeug dem Lumpensammler mitgegeben.

Als ich auf den Lastwagen des Lumpensammlers schaute, entdeckte ich dort mehrere Karabiner und ein Haufen Bajonette. Und dazwischen unser altes Fahrrad. Dort war es also gelandet.

Von nun an waren die Worte Lumpensammler und Dreckbauer für uns nur noch Schimpfwörter.

*

Als ich zur Schule ging bekam ich ein gebrauchtes Fahrrad. Inzwischen war ich gewachsen und die Fahrräder waren auch kleiner. Mit diesem Rad fuhr ich nach der Schule herum. Es gab damals wenige Autos und man konnte ohne Risiko auf allen Straßen fahren.

Eines Tages kam ich nach Hause und erzählte meiner Mutter, dass ich aus einer Wasserpfütze getrunken hatte. Mutter schrie auf: >>mein Gott, da sind doch jede Menge Bakterien drin.<< >>Keine Sorge«, sagte ich, »da hat keine überlebt. Ich bin vorher ein paar Mal mit dem Rad durch gebrettert.«

*

Einmal fragte ein Nachbarjunge, ob er mal eine Runde mit dem Fahrrad drehen dürfte. Großzügig ließ ich ihn auf das Rad steigen und er radelte davon. Es verging eine Viertelstunde und der Junge tauchte nicht wieder auf. Ich saß am Straßenrand und heulte. Da kam Schwester Rosa vorbei und fragte: »was ist denn los? Warum heulst du?« Ich antwortete: »Schwester Rosa, ich habe einen fahren lassen und der kommt nicht wieder.« In diesem Moment kam der Junge mit meinem Rad um die Ecke und die Sache hatte sich erledigt.

*

Einige Wochen später ließ ich abends das Fahrrad vor dem Haus stehen. Am nächsten Morgen war es weg. Schreiend lief ich ins Haus: »mein Fahrrad ist gestohlen worden.« Meine Mutter beruhigte mich: »das kommt bestimmt bald wieder.« Tatsächlich, nach einigen Tagen voller Bangen stand das Rad plötzlich vor der Tür. Meine Mutter sagte: »nun musst du aber dem lieben Gott auch danken, dass du es wieder hast.« »Ach, der hat es also gehabt«, antwortete ich.

Erst viel später kam ich darauf, dass meine Mutter damals das Rad weggeschlossen hatte, um mir einen Denkzettel zu verpassen.

*

Meine Kameraden hatten inzwischen auch Fahrräder und so machten wir zusammen Ausflüge.

Einmal wollten wir in den Schulferien an den Bodensee fahren und dort zelten. Wir waren inzwischen 13 Jahre alt und unsere Eltern konnten uns ohne Bedenken ziehen lassen.

Für unseren Campingausflug hatten wir 14 Tage vorgesehen und entsprechend Vorräte eingepackt. Am ersten Tag fuhren wir nach Süden in Richtung Calw. Bereits nach 8 Kilometern waren wir schon müde und schlugen unsere Zelte, kurz vor Unterreichenbach, auf einer Wiese an der Nagold auf. Dort gefiel es uns so gut, dass wir die ganzen 14 Tage blieben. Die Fahrt an den Bodensee verschoben wir auf das nächste Jahr.

*

Unser nächster größerer Ausflug ging nach Lauffen am Neckar. Unterwegs kam uns kein Auto entgegen. Nur ab und zu ein alter Traktor.

An unserem Ziel fanden wir einen schmalen Streifen Wiese, direkt am Neckar. Von da aus konnten wir die vorbeifahrenden Schiffe beobachten.

Hinter der Wiese war ein großes Kartoffelfeld. Wir dachten uns nichts weiter dabei. Am Abend schloss der Kartoffelbauer eine Pumpe am Fluss an und pumpte die ganze Nacht Wasser auf sein Feld. Die Pumpe ratterte unerträglich laut und wir konnten kein Auge zumachen. Als der Bauer die Pumpe am nächsten Morgen nicht abbaute, bauten wir unsere Zelte ab und fuhren weiter nach Bad Wimpfen.

Dort war es auch schön und dort waren keine Kartoffelfelder.

# Die Sechziger-Jahre

Inzwischen hatte ich Konfirmation und von dem Konfirmandengeld durfte ich mir ein neues Fahrrad kaufen. Ich entschied mich für ein Rennrad mit schmalen Reifen. Das Fahrrad hatte bereits 5 Gänge, damals das Maximum.

Ich hatte eine Lehrstelle in einem Stahllager bekommen und mit dem neuen Fahrrad fuhr ich täglich zur Arbeit, auch im Winter.

In der Firma hatten wir ein uraltes Betriebsfahrrad mit dem ich Botengänge erledigte. Das Rad erinnerte mich an das erste Fahrrad, auf dem ich fahren lernte. Vielleicht war es sogar dasselbe.

Ich fuhr damit zur Bank, zur Post, ins Finanzamt, ins Zollamt und zu anderen Firmen. Ja, ich war der erste Fahrradkurier.

*

Einmal musste ich an einer roten Ampel anhalten. Neben mir kam ein "alter Sack" mit seinem Mofa zum stehen. Die Ampel wurde grün und er startete sein Mofa. Dann brüllte er mich an: >>und für solche jungen Trottel waren wir im Krieg.<< Ich dachte, für den hat der liebe Gott auch mal eine Hundeleine gespannt.

Eines Tages war ich mal wieder mit meiner Schrottschüssel unterwegs zur Bank. Es regnete heftig und meine Haare (damals noch lang) wurden nass. So konnte ich nicht in die Bank reingehen. Also schüttelte ich kurz und kräftig meinen Kopf, um die

Tropfen aus den Haaren zu bekommen. So etwas sollte man lassen, wenn man auf dem Fahrrad sitzt. Ich verlor das Gleichgewicht und knallte genau vor der Bank auf die Straße. Ich brauchte mich nicht umzusehen, es waren viele Leute unterwegs und alle hatten mich gesehen. Das war peinlich. Mit Helm wäre mir das nicht passiert und ich wäre auch nicht auf die Idee gekommen, den altdeutschen Schäferhund zu spielen.

In den nächsten Tagen blieb ich zu Hause. Ich fand keine geeignete Papiertüte, die ich mir über den Kopf stülpen konnte.

*

In den Sommerferien waren in unserer Jugendherberge Mädchen aus Weinheim untergebracht. Einige davon waren sogar recht nett. Nachdem wir uns angefreundet hatten, beschlossen wir, im nächsten Jahr mit den Fahrrädern nach Weinheim zu fahren und unsere Freundinnen zu besuchen. Inzwischen hielten wir brieflich Kontakt. Die Fahrt nach Weinheim sollte unsere zweite Große Radtour werden.

*

Abends kamen wir in Weinheim an, fanden aber keinen Zeltplatz. In der Dunkelheit entdeckten wir aber neben der Straße einen kleinen Bach und davor eine schmale Wiese, etwa 5 Meter breit. Der Platz reichte für unsere Zelte und wir begannen mit dem Aufbau. Am späten Abend kamen noch zwei Holländer mit Fahrrädern und fragten höflich, ob sie neben uns zelten dürften. Großzügig gaben wir unser Einverständnis.

In der Dunkelheit sahen wir nicht, dass auf der anderen Seite die große Stadtkirche stand. In der Nacht schlug die Kirchturmuhr so laut, dass wir fast von unseren Luftmatratzen fielen. Zu jeder Viertelstunde und zur vollen Stunde.

Am frühen Morgen, gegen 5 Uhr, wurden wir unsanft geweckt. Ein Bauer rüttelte kräftig an unseren Zelten und schrie, wir sollten sofort seine Wiese verlassen. Ich sagte zu ihm, die Holländer hätten uns erlaubt hier zu zelten. Wütend ging der Bauer zum Zelt der Holländer. Inzwischen packten wir schnell unsere Sachen und fuhren in die Innenstadt zu unseren Freundinnen. Diese zeigten uns einen alten Fußballplatz, an dessen Rand wir unsere Zelte aufschlagen konnten. Allerdings gab es dort kein Wasser und auch keine Toiletten. Aber unsere Freundinnen versorgten uns mit Wasser und Essen und wir durften auch die Toiletten der Eltern benutzen.

In Weinheim gab es kein Freibad. Deshalb fuhren wir täglich nach Birkenau. Unsere Zelte ließen wir unbeaufsichtigt stehen. Das war damals noch möglich.

Bei der ersten Fahrt nach Birkenau war auf der Bundesstraße starker Verkehr. Eine unserer Freundinnen wusste eine Abkürzung durch den Wald. Wir verließen die Straße und nahmen uns den Waldweg vor. Nach einer Stunde kamen die ersten Häuser in Sicht. Die kamen uns aber sehr bekannt vor. Wir waren wieder in Weinheim. Offensichtlich waren wir auf einem Rundwanderweg gefahren. Nun mussten wir doch auf die Straße und erreichten nach einer weiteren Stunde endlich das Freibad in Birkenau. Die Freundin, die uns die Abkürzung vorgeschlagen hatte, verhielt sich für den Rest des Tages sehr ruhig.

Nach einer Woche bauten wir unsere Zelte ab und fuhren wieder nach Haus. Wir versprachen, im nächsten Jahr wieder zu kommen. Das war natürlich gelogen.

*

Ein Jahr später war meine Freundin von Weinheim nach Mannheim verzogen. Mit einem Schulfreund wollte ich über das Wochenende mit dem Fahrrad nach Mannheim fahren.

Um mir etwas Geld zu verdienen, setzte ich damals auf der Kegelbahn Kegel auf. Das war am Freitagabend. Um 23.00 Uhr war das Kegeln zu Ende. Mein Schulkamerad wartete bereits vor dem Lokal. Ich war bereits mit vollbeladenem Fahrrad zum Kegeln gefahren. Direkt nach dem Kegeln fuhren wir los nach Mannheim. Wir fuhren die ganze Nacht durch.

Am späten Samstagmittag kamen wir in Mannheim an und bis wir einen Platz zum Zelten fanden war es Abend. So blieb mir nur der Sonntag, um meine Freundin zu besuchen. Wir hatten gerade mal 2 Stunden Zeit, die wir in der Augusta Anlage verbrachten. Danach musste ich schon wieder zum Zeltplatz zurück. Natürlich verspätete ich mich. Mein

Schulkamerad wartete ungeduldig. Er hatte bereits alles abgebaut und wir konnten sofort losfahren. Am späten Abend erreichten wir Pforzheim. Am Montag mussten wir ja schon wieder zur Arbeit. Hinterher dachte ich: diese Fahrradtour war doch eigentlich Blödsinn.

Ein Jahr später machte ich mit einem anderen Kameraden eine Radtour nach Heidelberg. Wir bauten unser Zelt unmittelbar am Neckar auf. Tagsüber beobachteten wir die vorbeifahrenden Schiffe. Das war für uns schon ein Erlebnis. Am zweiten Tag fing es an zu regnen und es hörte nicht mehr auf. Da wir jeder nur 20 Mark, Brot und Landjäger dabei hatten, konnten wir keine großen Sprünge machen. Tagsüber gingen wir in die Stadt. Dort fanden wir ein Nonstopkino. Da konnten wir für 60 Pfennig Eintritt den ganzen Tag bleiben. Hier sahen wir uns von morgens bis abends immer wieder dieselben Filme an.

Nachdem wir uns zwei Wochen lang nur von Brot, Wasser und geklauten Äpfeln ernährt hatten, fiel uns die Rückfahrt nach Hause nicht schwer.

Eine weitere Radtour machte ich mit fünf Freunden über Pfingsten nach Karlsruhe an den Rhein. Die Anfahrt war toll. Es ging fast nur bergab.

Wir zelteten auf dem Damm zwischen dem alten und neuen Rhein, ganz in der Nähe eines zerstörten Westwallbunkers. Tagsüber war alles in Ordnung.

Als es dämmerte, kamen aus den grünen Tümpeln des Altrheins Millionen von Schnaken zu Besuch. Einige waren so groß wie Kanarienvögel.

Wir machten ein großes Lagerfeuer, aber das nützte nichts. Als ich mal kurz in die Büsche ging und die Hose herunter ließ, konnte ich sie nicht schnell genug wieder hochziehen. Da hatte ich schon 100 Schnaken eingefangen.

Als wir nach fünf Tagen wieder heimfuhren ging es nur bergauf und wir plagten uns fürchterlich. Meine Arme und Beine waren mit unzähligen Schnakenstichen bedeckt und die juckten furchtbar. Nach dieser Erfahrung fuhr ich nie wieder an den Altrhein.

*

Zu jener Zeit gab es in unserem Ort viele Katzen. Die meisten davon waren "Streuner". Beim Radfahren musste man höllisch aufpassen. Eines Tage kam ein Fremder in den Ort und verkündete, dass er für jede Katze 5 Mark bezahlt. Das war damals viel Geld, denn eine Schachtel Zigaretten kostete nur 1 Mark.

Leicht verdientes Geld, dachten sich die Leute und fingen die Katzen ein. Dieses Geschäft wollte sich keiner entgehen lassen. Ob die Katzen für eine Tierversuchsanstalt waren oder für einen Pelzhersteller, sagte der Fremde nicht. Das war auch egal. Bei 5 Mark pro Katze fragte keiner nach. Am nächsten Tag sah man keine "Streuner" mehr auf den Straßen. Die Katzen wurden vom Aufkäufer in einer alten Scheune untergebracht.

Als die Katzen langsam knapp wurden, verkündete der Fremde, dass er nun für jede Katze 10 Mark bezahlen wolle. Die Leute strengten sich noch mehr an, um Katzen zu fangen. Sie legten Köder aus und bauten Fallen. Einige klauten sogar Katzen aus den Nachbarorten. Bald fand man praktisch keine Katzen mehr.

Nun sagte der Fremde: »wir haben schon viele Katzen, aber es sind noch nicht genug. Für jede weitere Katze gebe ich 15 Mark.« Nun mussten auch Hauskatzen und Stubentiger dran glauben. Als alle abgeliefert waren, war die alte Scheune bald überfüllt. Nun sagte der Fremde: »das sieht schon ganz gut aus, aber ich brauche noch mehr Katzen. Für jede weitere Katze zahle ich morgen 50 Mark.« Dann sagte er: »Leider kann ich morgen nicht kommen aber mein Assistent wird mich vertreten.«

Am nächsten Tag war tatsächlich der Assistent da und erklärte den wartenden Leuten: »wisst ihr, eigentlich kann ich meinen Chef nicht leiden. Ich mache euch einen Vorschlag. Ihr könnt die Katzen, die bisher gefangen wurden, zurückkaufen, für 20 Mark pro Katze. Wenn dann morgen mein Chef wieder da ist, zahlt er auch für jedes Tier 50 Mark.«

Das ist doch ein gutes Geschäft, dachten die geldgierigen Leute und kauften alle Katzen zurück. Am nächsten Tag standen sie ratlos vor der alten Scheune. Der Fremde war nicht gekommen. Auch sein Assistent blieb fern. Vielleicht waren die Beiden verhindert? Nun kamen die Leute mit ihren Katzen jeden Tag zur Scheune, aber die Fremden kamen nicht wieder. So langsam dämmerte ihnen, dass man sie übers Ohr gehauen hatte. Nun hatten sie auch eine Vorstellung davon, wie der Aktienmarkt funktioniert.

Verlegen schlichen sie nach Hause. Aber wohin nun mit den Katzen? Die "Streuner" wurden gleich freigelassen. Einige Frauen nahmen aus Mitleid gleich mehrere Katzen auf. Eine nahm sogar 30 Katzen mit in ihr Haus. Sie bekam dann den Spitznamen "Katzenmutter".

Die Anzahl der "Streuner" hatte sich nun verdoppelt und man musste beim Radfahren noch mehr aufpassen.

*

Inzwischen hatte ich dieses Fahrrad schon einige Jahre und wollte es aufmotzen. Ich kaufte mir einen Rennlenker. Ich hatte damit zwar kein Rennrad, aber es sah beinahe so aus. Außerdem konnte ich nun viel schneller über den Lenker absteigen. Was ich auch einige Male tat.

Manchmal verloren die Reifen auch Luft. Das bemerkte ich erst, als ich fast auf den Felgen fuhr. Mit meinen Kameraden durfte ich damals im Garten eines Bekannten das Gartenhäuschen nutzen. Wir hatten uns die Bude schön eingerichtet und verbrachten dort manchen Tag.

An einem Samstag war es mal wieder soweit. Schon früh am Morgen fuhr ich mit dem Rad in den Garten. Der war auf der Rotplatte, einer Anhöhe im Südwesten der Stadt. Ich blieb den ganzen Tag und fuhr erst am Abend nach Hause. Während des Tages hatten die Reifen Luft verloren und ich fuhr fast auf den Felgen. Es ging steil den Berg hinab. Solange ich geradeaus fuhr, bemerkte ich nichts. Am Ende des

Abstiegs kam eine scharfe Rechtskurve. Ich legte mich sportlich in die Kurve und flog mitsamt dem Rad in den Straßengraben.

Natürlich schaute ich zuerst, ob jemand den Sturz beobachtet hatte. Das wäre mir peinlich gewesen. Erst danach schaute ich nach dem Fahrrad. Dem Rad war nichts passiert, aber die Einzelteile meiner Brille konnte ich auf der Straße zusammenlesen. Einige Glassplitter steckten noch in meiner Augenbraue. Die Schmerzen von den Abschürfungen und Blessuren kamen erst später.

Am nächsten Morgen versuchte ich mir die Zähne zu putzen. Das ging nur, wenn ich den Kopf auf die Zahnbürste legte und den Mund hin und her bewegte. Ich hatte mir beim Sturz wohl einige Rippen geprellt. Immerhin brauchte ich eine halbe Stunde, um mir die Schuhe zuzuknoten.

Vor dem Haus wartete schon mein Kumpel. Er sah mein Rad und fragte: »was ist denn dir passiert?« Ich antwortete: »ein Baum hat mich gerammt.« »Und, wo gehst du jetzt hin?«, fragte der Kumpel. »Zum Tschanartscht!«, nuschelte ich.

*

Einmal klemmte ich einen Bierdeckel zwischen die Speichen und ließ soviel davon herausstehen, dass er an der Gabel streifte. Beim Fahren ratterte es wie ein Maschinengewehr. Und die Leute waren genervt, aber mir war es noch nicht laut genug.

Eines Tages kam eine neue Fahrradglocke auf den Markt. Eine Radlaufglocke. Die kaufte ich mir sofort.

Die Glocke wurde wie der Dynamo an der Gabel befestigt. Ein Seil führte zum Lenker. Wenn ich an dem Seil zog, klappte die Glocke auf den Reifen und das oben angebrachte Rad brachte die Glocke zum klingeln. Das Geräusch war laut und schrill und je schneller ich fuhr umso lauter war der Krach. Es machte riesig Spaß, die Leute damit zu nerven und ich fuhr pausenlos durch den Ort und zog an der Schnur.

Nach einigen Tagen wollte ich auf den Radweg einbiegen. Dieser führte unter einer Brücke durch. Da man den Weg nicht einsehen konnte, war es üblich, zuvor laut zu klingeln. Ich zog am Seil meiner Radlaufglocke um ein Signal zu geben. Die Glocke hatte sich aber inzwischen gelockert, was ich nicht bemerkte. Die gesamte Glocke klappte zwischen meine Speichen und das Rad blieb abrupt stehen. Ich flog über den Lenker und landete beinahe im Fluss. Glücklicherweise hatte ich einen Schutzengel und bleib unverletzt. Als ich das Rad begutachtete, stellte ich fest, dass es nicht mehr fahrbar war. Die Gabel war nach hinten verbogen. Mit dem Rad auf der Schulter schlich ich mich nach Hause. Dabei blickte ich immer wieder um mich, ob mich auch niemand gesehen hatte. Das war mir das Wichtigste.

*

Eine Tages stürzte ich sogar direkt vor meinem Nachbarn. Mühsam rappelte ich mich auf. Der Nachbar brachte mich zum Arzt. Der untersuchte mich und meinte: >>du hast kein wichtiges Körperteil verletzt, nur einen kleinen Gehirnerschütterung.<<

Eine Woche später überfuhr ich aus Versehen auf dem Uferweg eine Katze. Die Katze wurde dann tagelang von allen Nachbarn gesucht. Sie hieß "Schneeflöckchen" und alle mochten sie, ich auch.

*

Am nächsten Tag war mein Rad verschwunden. Ich hatte es über Nacht draußen gelassen. Ich suchte in der ganzen Gegend herum und mein Nachbar fragte mich, was los sei. Ich sagte: >>mein Fahrrad wurde gestohlen, aber wenn ich mich beeile, erwische ich den Kerl vielleicht noch.<< Der Nachbar meinte: >>Du kannst doch den Fahrraddieb nicht zu Fuß einholen.<< Ich antwortete lachend: >>du kennst mein Fahrrad nicht.<<

*

Eines Tages fuhr ich aus der Ortschaft hinaus. Schon aus der Ferne sah ich ein Auto im Straßengraben liegen. Ich konnte nicht helfen, aber da kam auch schon der Mühlbauer mit seinem Gespann angefahren. Er hatte zwar nur sein Zugpferd Max eingespannt, aber der würde es schon schaffen. Schließlich zog er auch Baumstämme aus dem Wald heraus. Ich blieb stehen und schaute zu. Der Mühlbauer befestigte ein Zugseil an der Stoßstange des Autos und rief: >>zieh, Moritz, zieh.<< Aber Max bewegte sich nicht. Nun rief der Mühlbauer: >>zieh, Seppl, zieh.<< Max rührte sich immer noch nicht. Jetzt rief der Mühlbauer noch lauter: >>zieh, Max, zieh.<< Und Max zerrte das Auto mit Leichtigkeit aus dem Straßengraben. Neugierig fragte ich den Mühlbaueren: >>warum rufst du deinen Gaul mit zwei falschen Namen, bevor du seinen rufst?<< >>Ach, weißt du<<, meinte der Bauer, >>Max ist fast blind und wenn er wüsste, dass er der Einzige ist der zieht, würde er es nicht einmal versuchen.<<

*

Mitte der Sechziger Jahre wurde ich Soldat. Ich kam zur Luftlandedivision. Dort hatte man mehr mit Fallschirmen als mit Fahrrädern zu tun. Trotzdem hatten wir ein Kompaniefahrrad in der Farbe Nato-Oliv. Es hatte sogar einen Gewehrständer. Das Rad sah genauso aus, wie das erste Rad auf dem ich das Radfahren übte. Mit diesem Rad fuhr der Kompaniefeldwebel (Spieß) auf dem Kasernengelände herum. Man konnte ihm sogar beim Radfahren die Hosen flicken.

*

Während meiner Bundeswehrzeit lernte ich ein Mädchen kennen. Mit dem Kompaniefahrrad fuhr ich am Abend zu ihr. Wir trafen uns hinter dem Haus im Garten. Plötzlich rief der Vater des Mädchens aus dem Fenster: >>he, was machst du so lange im Garten?<< >>Ich sehe mir nur den Mond an, Papa<<, rief sie zurück. >>Dann sag dem Mond, er soll sich auf sein Fahrrad schwingen und verschwinden<<, rief der Vater zurück.

Kleinlaut verdrückte ich mich. Als ich mit dem Rad den Berg zur Kaserne hinunterfuhr erfand ich das

Jodeln. Ich geriet mit dem großen Zeh in die Speichen.

*

Ende der Sechziger Jahre fegte im Sommer ein Tornado über die Stadt. Die Zerstörungen waren gewaltig und ganze Straßenzüge waren unpassierbar. Neugierig fuhr ich am Tag nach dem Tornado in die Innenstadt um mir die Schäden anzusehen.

Die Feuerwehr war dabei, umgestürzte Bäume von zerdrückten Autos herunter zu holen. Ich erntete finstere Blicke, weil ich mit dem Rad durch die Gegend fuhr. Von einzelnen Häusern fielen immer noch Bruchstücke von Dachziegeln herunter, manche direkt in meine Richtung. Ich verdächtigte sofort die Dachdecker. Nun wurde es auch mir zu gefährlich. Ich wollte auf dem Radweg nach Hause fahren. Der war unpassierbar. Hier waren auch große Bäume umgestürzt. Diese konnten wahrscheinlich erst in den nächsten Tagen weggeräumt werden. Irgendwann kam ich am Friedhof vorbei. Dort lagen die Bäume auch kreuz und quer. Wie ich schließlich nach Hause kam, weiß ich nicht mehr. Aber für die nächsten Tage ließ ich das Rad im Keller.

*

# Die Siebziger-Jahre

Nach meiner Militärzeit, inzwischen waren wir in den Siebzigern, sah mein altes Fahrrad wie ein Schrotthaufen aus. Zwei Jahre im Keller hatten ihm nicht gut getan. Ich brachte das Rad in die Werkstatt. Vielleicht konnte man daraus noch etwas machen. Der Mechaniker lief um mein Rad herum, betrachtete es genau von allen Seiten und meinte: >>wenn es ein Pferd wäre, würde ich sagen, gib ihm den Gnadenschuss.<<

Nun musste ich mir doch ein neues Fahrrad zulegen. Natürlich war ich – wie immer – knapp bei Kasse. Trotzdem versuchte ich es beim Fahrradhändler: >>Ich brauche ein ganz modernes Rad, aber es soll möglichst wenig Kosten.<< Der Händler runzelte die Stirn und meinte: >>da hätte ich etwas Günstiges, es ist zwar ein älteres Modell, aber ich könnte es Ihnen zum halben Katalogpreis überlassen.<< >>Gut<<, sagte ich, >>ich nehme es, was kostet der Katalog?<<

*

Nachdem mich der Händler hinausgeworfen hatte, ging ich traurig nach Hause. Nun fing ich an zu sparen. Nach einigen Wochen hatte ich das Geld zusammen. Inzwischen hatte ich ein ganz bestimmtes Fahrrad im Auge. Aber dazu fehlten mir noch genau 5 Mark.

Ich ging durch den Stadtgarten und überlegte, wie ich das Problem lösen könnte. Da kam mir eine Idee. Ich sprach einen Fußgänger an: >>könnten Sie mir 5 Mark geben, ich möchte ein Fahrrad kaufen?<< Der Mann sah mich entgeistert an, dann  öffnete er den Geldbeutel, nahm 10 Mark heraus und meinte: >>hier hast du 10 Mark, bring mir auch eines mit.<<

*

Schließlich kam ich doch noch zu meinem Rad. Es war ein Tourenrad mit 18 Gängen. Der Händler versicherte mir, das Rad hätte alle Schikanen und hält ein Leben lang. Nach einem Monat stand ich wieder vor dem Händler: >>die Gangschaltung funktioniert nicht mehr. Und Sie haben gesagt, das sei ein Rad mit allen Schikanen.<< >>Na, ja<<, meinte der Händler verlegen, >>das war die erste Schikane.<<

>>Außerdem<<, fuhr ich fort, >>sollte es ein Leben lang halten und nun ist es kaputt.<< >>Na, ja<<, meinte der Händler, >>vor einem Monat sahen Sie ja auch noch sehr krank aus.<< Dann wurde er gnädig und sah sich das Rad an. Er hatte das Problem schnell bereinigt und wollte nun auch noch Geld dafür haben. Verärgert schnappte ich das Rad und fuhr davon.

*

Langsam kam ich in die Innenstadt. Auf einer Kreuzung, mitten in der Stadt, hatte sich eine Menschentraube gebildet. Neugierig geworden hielt ich an und fragte einen Passanten: >>was ist hier eigentlich los?<< >>Keine Ahnung<<, sagte der, >>der Letzte, der etwas wusste ist vor einer Viertelstunde gegangen.<<

Inzwischen wurde mir langweilig und ich trat in die Pedale. Schon hatte ich 30 km drauf, dann 40 km, dann 50 km und als ich fast bei 60 km war stoppte mich ein Schutzmann. >>Sie sind schneller als 50 gefahren.<< >>Unmöglich<<, protestierte ich, >>ich hatte keine  40 drauf, höchstens 30. Ich bin sogar sicher, dass es  nur 15  waren.<< >>Noch ein Wort<<, unterbrach mich der Polizist, >>und ich verpasse ihnen einen Strafzettel wegen Falschparkens.<<

*

Gegen Abend, es wurde schon dunkel, wollte ich nach Hause fahren. Das Licht brannte nicht. Ich schaute nach dem Dynamo. Der war nicht mehr da. Ich hatte ihn wohl verloren. So ein Mist. Trotzdem fuhr ich weiter. Wieder wurde ich von einem Polizist angehalten. >>Wenn die Lampe nicht brennt, müssen Sie ihr Fahrrad schieben<<, sagte er streng. >>Das hab ich schon probiert<<, meinte ich, >>aber die Lampe brennt trotzdem nicht.<<

Jetzt wurde der Polizist sauer: >>Fahren ohne Licht 5 Mark, kein Kettenschutz 10 Mark, keine Klingel nochmal 10 Mark und die Pedale ohne Rückstrahler nochmal 5 Mark. Macht zusammen 30 Mark Strafe.<< Nun musste ich doch laut lachen. Der Polizist: >>was gibt es denn da zu lachen?<< Ich deutete zur anderen Straßenseite: >>schauen Sie mal dort drüben, da kommt ein Mann, der hat überhaupt kein Fahrrad.<< Verdutzt drehte sich der Polizist um und schaute auf die andere Straßenseite. Ich benutzte die Ablenkung und haute einfach ab.

Eines Tages kam mir auf dem Radweg ein Jogger entgegen. Ja, die gab es damals auch schon, da hießen die noch Waldläufer. Der Jogger war sehr sportlich angezogen und voll konzentriert. Deshalb wollte ich ihn auch nicht stören und grüßte nicht. Kaum war ich an ihm vorbei gefahren, schrie es von hinten »Gomäänk!« Ich konnte damit nichts anfahren und fuhr weiter. Wieder hörte ich – noch lauter - »Gomäänk«. Kopfschüttelnd fuhr ich weiter. Nach einigen Minuten ging mir auf, dass das wahrscheinlich "Guten Morgen" hätte heißen sollen.

*

Eine Geschichte aus den Siebzigern habe ich nicht vergessen. Zusammen mit ein paar Freunden – wir waren eine Gruppe von 8 Mann – machte ich eine kleine Radtour. Wir waren schon zügig unterwegs. Nach etwa 15 Kilometern sahen wir eine Person auf einem Rennrad vor uns. Als wir näher kamen erkannten wir, dass die Person eine knappe Radlerhose und ein bauchfreies Oberteil in knall-orange trug. Keiner von uns wollte überholen und wir reihten uns im Windschatten dieses wohlgeformten Hinterteils ein. Der Begriff "Am Hinterrad lutschen" bekam hier eine neue Dimension. Wir bildeten den klassischen "Belgischen Kreisel" und blieben dicht hinter der süßen Maus. Nach einigen Kilometern, die Maus machte eine eindeutige Handbewegung, um uns zum überholen aufzufordern, drehte sie sich um. Und unter dem Radlerhelm und der Sonnenbrille erkannte ich einen stattlichen Vollbart.

Eines Tages stürzte mein Kumpel mit dem Fahrrad und kam ins Krankenhaus. Nach einer Woche wollte ich ihn besuchen. Die Schwester bedauerte: >>da kommst du zu spät, dein Kumpel ist schon wieder entlassen worden. Aber vielleicht fragst du nächste Woche nochmal bei uns nach.<<

*

In dieser Woche gab es einen Wettbewerb unseres Lokalblattes. Gesucht wurde der "Stinkstiefel des Jahres". Für die Siegprämie von 1000 Mark gab es viele Bewerber.

Eine Jury erfahrener Preisrichter, darunter ein Schuhmachermeister, ein Orthopäde und ein praktischer Arzt beschnupperte gewissenhaft die eingereichten Exponate. Sowohl am Fuß, als auch im ausgezogenen Zustand. Es gab Punkte für Ranzigkeit, Gestank und Ekelfaktor.

Ich war ebenfalls auf die Siegprämie scharf und reichte meine alten Turnschuhe ein. Leider kam ich nicht bis in die Endrunde. Das Finale entschied der Dorfscheriff mit einem Paar alter russischer Arbeitsstiefel. Diese wurden dann in der Eingangshalle der Lokalzeitung in einer Luftdichten Vitrine ausgestellt. Nach Meinung der Juroren waren diese Stiefel das widerlichste Objekt. Sie rochen wie Jauche, verquirlt mit Schimmelkäse und toten Ratten.

*

Als ich mal wieder auf dem Weg von der Arbeit nach Hause war hielt, mitten in der Stadt, neben mir an der roten Ampel ein Reiseradler. Sein Fahrrad war voller Packtaschen und völlig verdreckt. Er fragte: >>Hallo, kannst du mir sagen, wie ich aus dieser beschissenen Stadt rauskomme?<< An seinem Akzent erkannte ich, das war ein Froschmampfer (Franzose). Ich sagte: >>umdrehen, über die Nordstadtbrücke, weiter Richtung Bretten.<< Dann fragte ich: wo kommste denn her?<< Er: >>aus Konstanz.<< Ich: >>wo willste denn hin?<< Der Reiseradler: >>nach Norden Richtung Hamburg und dann bis zum Nordkap.<< Anerkennend nickte ich mit dem Kopf.

Inzwischen sprang die Ampel auf Grün und der Übermensch radelte los. Ich stammelte "Gute Fahrt" hinterher und blieb beeindruckt zurück. Wenn ich älter bin, will ich das auch mal machen. Nun Konstanz – Nordkap das sind gut 3000 km, das könnte gehen. Wenn der Nordkapfahrer aber den Rest seiner Reise so geplant hat, wie die Durchfahrt durch meine Stadt, dann findet er nicht mal Hamburg, sondern muss sich in ca. vier Wochen an der Südspitze Italiens nach dem Nordkap umsehen.

Immer noch beeindruckt fuhr ich weiter. Plötzlich machte es "plopp" und Karl der Maikäfer saß auf meinem Oberarm. Seelenruhig fuhr er ein paar Kilometer mit, dann krabbelte er auf meine Schulter und genau so schnell wie er auftauchte, war er auch wieder verschwunden. Das war der erste Maikäfer, den ich seit Jahren gesehen hatte.

*

Aus meiner Bundeswehrzeit hatte ich noch die Ausrüstung zu Hause. Darunter auch den Stahlhelm.

Fahrradhelme gab es damals noch nicht und so trug ich probehalber mal den Stahlhelm bei der Fahrt. Ich stand an einer Fußgängerampel, da kam eine alte Oma vorbei und schob ihr Rad direkt neben meines, so dass sich die Pedale berührten. Dann schaute sie mich komisch an und meckerte: >>Du Rüpel, mach doch mal Platz hier. Helm haste auf, aber kein Hirn drinnen.<< Ich war ganz verdutzt, denn ich stand ihr überhaupt nicht im Weg. Ich überlegte mir noch eine passende Antwort, da war die Ampel bereits auf grün gesprungen und die Oma weggefahren.

*

Später dann, es war bereits Dezember und hatte über Nacht geschneit, war ich mit meinem Kumpel Fritz unterwegs. Wir trugen T-Shirts und abgeschnittene Jeans, die damals übliche Fahrradkleidung. Ein Mann, der gerade den Gehweg streute, motzte uns an: >>Ihr fahrt ja wie die Idioten.<< Fritz antwortete frech: >>wer ist hier ein Idiot?<< Der Mann: >>Hoffentlich legt ihr euch aufs Maul und werdet überfahren.<< Fritz: >>hast du ein Problem, Alder?<< Der Mann: >>werdet nicht frech, hier kommen ständig die Bullen mit dem Schäferhund vorbei.<< Fritz: >>Ha, ha, ha.<< Der Mann: >>ich habe auch einen Schäferhund, den hole ich gleich raus.<< Fritz: >>ja, dann hol doch deinen Dackel.<< Der Mann: >>du mit deiner großen Klappe, ich steck gleich deinen Kopf in den Gully.<< Nun wurde es dem Mann zu dumm und er schnappte seinen Salzeimer: >>jetzt hole ich meinen

Hund.<< Wir lachten uns schief und warteten auf die beiden Dackel. Die kamen aber nicht.

*

Im Frühjahr danach, es war schönes Wetter, fuhr ich mit einem Kumpel in eine Gartenwirtschaft am Stadtrand. Wir saßen mehrere Stunden und tranken ein Bier nach dem anderen. Als es langsam dunkel wurde sagte mein Kumpel: >>jetzt stehen wir auf. Wenn wir noch stehen können, saufen wir weiter. Wenn nicht, radeln wir nach Hause.<< So haben wir es dann auch gemacht.

*

Im Mai kam eine Hitzeperiode und das Freibad öffnete seine Pforten. Als ich meine Badesachen durchsah, stellte ich fest, dass meine Badehosen schon ziemlich ausgeleiert waren. Sie hingen wie Lumpen an mir herunter.

Im Kaufhaus war gerade ein Ausverkauf von Stoffen. Ich entdeckte darunter einen Stoff mit Tigerstreifen. Sofort kaufte ich die ganze Rolle, das waren immerhin 10 Meter. Zu Hause schnitt ich mir die Teile für eine Badehose zurecht. Dafür brauchte ich nur 1 Meter Stoff. Die Teile ließ ich mir von einer Bekannten zusammennähen.

Am nächsten Tag ging ich ins Freibad und stolzierte mit der tollen Tigerhose herum. Nach einem tollkühnen Sprung ins Wasser verlor ich die Hose. Sie war wohl etwas zu groß geraten, oder falsch zusammengenäht. Auf jeden Fall bemerkte ich nicht den Verlust der Hose, kletterte aus dem Wasser und stolzierte am Beckenrand herum. Eine junge Frau starrte entsetzt auf meine Blöße. Ich lachte sie an und meinte: »>gell, da schaun's. Zu Hause habe ich noch 9 Meter davon.«<

*

# DIE ACHTZIGER-JAHRE

Nun war es doch passiert. Ich hatte mein Fahrrad in der Innenstadt abgestellt und an einen Pfosten gekettet. Ich war nur kurz einkaufen und als ich zurückkam war mein Rad weg. Nicht einmal das Kettenschloss hatten die Diebe zurückgelassen.

Zufällig kam ein Polizist vorbei und ich hielt ihn an: »Herr Wachtmeister, man hat mir mein Fahrrad gestohlen.« Der Polizist: »war es noch in Ordnung?« »Na, ja«, sagte ich, »es tat noch seine Dienste.« »War eine Klingel dran?« »Nein.« »Handbremse und Licht?« »Auch nicht.« »Dann macht das 30 Mark Strafe.« »Ach wissen sie was?« sagte ich, »ich habe mich geirrt. Ich habe das Rad ja gar nicht mit in die Stadt genommen.« Er bruddelte etwas vor sich hin und ging weiter.

*

Natürlich ließ mir das keine Ruhe. Ich ging auf das Polizeirevier und meldete das Fahrrad als gestohlen.

Der Polizist fragte: »war das Rad noch gut?« Diesmal war ich vorbereitet und tappte nicht mehr in die Falle: »nein, es war schon ziemlich alt.« Der Polizist riet mir: »weißt du was? Gehe doch aufs Fundbüro und suche dir ein Fahrrad aus. Die haben eine große Auswahl an Rädern.« Er war wohl zu faul, meine Anzeige aufzunehmen und ein Protokoll zu machen.

Trotzdem befolgte ich seinen Rat und es funktionierte tatsächlich. Ich bekam ein schönes – fast neues – Fahrrad. Einige Tage dachte ich darüber nach. Dann hatte ich eine Idee. Wenn das mit Fahrrädern so gut funktioniert, dann doch sicher auch mit anderen Gegenständen. Wenn ich von nun an eine Sonnenbrille oder einen Regenschirm brauchte, holte ich diese im Fundbüro. Mit Geldbörsen funktionierte der Trick leider nicht.

*

Mit dem neuen Rad fuhr ich nun täglich zur Arbeit. An einem Mittwoch, es war gerade Wochenmarkt, fuhr ich am "Dicken Emil" einem Obsthändler vorbei. Vor mir fuhr ein Briefträger auf seinem Dienstrad. Auf der Straße war Glatteis, was der Briefträger nicht bemerkte. Er stürzte direkt vor einem Polizisten vom Rad. Der Inhalt seiner Posttasche landete verstreut auf der Straße. »Gibt es bei der Post noch mehr so Trottel wie Sie?«, fragte der Polizist lachend.« »Nein, ich bin der letzte«, meinte der Briefträger, während er sich aufrappelte, »die anderen sind inzwischen alle bei der Polizei.«

In diesem Moment fuhr ein Streuwagen der Stadtwerke vorbei und verstreute Unmengen von Salz auf der Straße. Ich schaute schnell nach meinen Reifen. Bei der Menge würden nicht nur der Schnee, sondern auch meine Reifen schmelzen. Aber es war nichts passiert.

*

Auf dem Heimweg fuhr ich durch angefrorene Hundescheiße. Die Wurst setzte sich so im Reifenprofil fest, dass es dauernd "klongklong" am Schutzblech machte. Ich wurde fast verrückt. Was hatte das Vieh wohl gefressen?

Mit dem neuen Fahrrad war ich nun vorsichtiger geworden und hatte eine Versicherung abgeschlossen. Trotzdem passierte mir wieder ein Unfall. Die Sache fing eigentlich ganz harmlos an. Während der Fahrt auf der Straße geriet mir plötzlich eine Fliege in den Mund. Ich spuckte sofort nach links aus. In diesem Moment überholte mich ein anderer Radler. Dem spuckte ich voll ins Gesicht. Für eine Erklärung blieb keine  Zeit. Ich schaltete sofort auf den höchsten Gang und brauste davon.

Der andere Radler war so überrascht, dass er mir nicht folgen konnte. Zumal ich scharf in eine Seitengasse eingebogen war. Das letzte, an was ich mich erinnerte, war ein VW-Käfer, auf dessen Dach ich gelandet war. Als ich mich wieder orientiert hatte, sah ich, dass am Käfer nichts kaputt war. Nur das ovale D-Schild war etwas verbogen. Der Fahrer, ein Sizilianer, stieg laut schimpfend aus und rief: >>allese kabutt, allese kabutt.<< Nachdem er sich etwas beruhigt hatte und nicht mehr auf meine Eltern und Großeltern schimpfte, einigten wir uns darauf, dass ich ihm 20 Mark für ein neues D-Schild gab.

*

Nun musste ich noch den Unfall meiner Versicherung melden. Ich schrieb: Nachdem ich den mir entgegenkommenden Bus gestreift hatte, knallte ich mit dem Hinterrad gegen einen Laternenpfahl, schoss durch den Jägerzaun einer kleinen Gärtnerei, rutschte die zehn Meter tiefe Böschung dahinter hinab und überschlug mich. Dann verlor ich allmählich die Gewalt über mein Fahrrad. Die Versicherung hat mir noch nicht einmal geantwortet.

*

Mein Fahrrad war irreparabel beschädigt und ich versuchte es erneut im Fundbüro. Diesmal hatte ich Pech. Vor einigen Tagen waren nicht abgeholte Fundgegenstände versteigert worden. Es war kein Rad mehr da. Nicht einmal ein altes. Nun musste ich mir doch ein neues Fahrrad kaufen. Aber woher das Geld nehmen?

In dieser Zeit spielte ich regelmäßig Binokel im Vereinslokal. Natürlich spielte ich um Geld, allerdings um keine großen Beträge. Immer wenn ich gewann, legte ich das gewonnene Geld auf die Seite. Wenn ich mal verlor, was sehr selten der Fall war, zog ich das von dem gewonnenen Geld wieder ab. Nach sechs Monaten hatte ich so über 600 Mark zusammen bekommen. Das sollte für ein Mountain-Bike reichen.

*

Vom Fahrradhändler wollte ich mich nicht mehr übers Ohr hauen lassen. Also ging ich zum "Ehrlichen Max" (An- und Verkauf). Der Ehrliche Max fragte mich: »wie viel Geld hast du?« Ich antwortete wahrheitsgemäß: »600 Mark.« Max: »so ein Zufall, ich habe gerade ein Bike für 600 Mark vorrätig.« Ich ärgerte mich über meinen Fehler, sah mir das Rad aber trotzdem mal unverbindlich an.

Dann sagte der Ehrliche Max: »dieses Rad kann ich dir wärmstens empfehlen, an dem hast du dein ganzes Leben. Und wenn du wieder eins brauchst, kommst du einfach wieder zu mir.« Ich sah auf die Wand, dort hing ein Schild mit einem Spruch: Keiner weiß wer wen bescheißt, aber alle wissen, sie werden beschissen.

Das Mountain-Bike "Montana" hatte anstatt Speichen richtige Felgen. Das sah schon mal gut aus. Außerdem hatte es 21 Gänge. Nach einer Probefahrt war ich begeistert. Man hörte das Rad überhaupt nicht (mein erstes Rad hörte man schon aus hundert Meter Entfernung ächzen und krächzen) und die Schaltung ließ sich mit den Fingerspitzen betätigen.

Ich hatte mich schon für das Rad entschieden, fragte aber vorsichtshalber nach: »warum ist das Fahrrad auf der einen Seite rot und auf der anderen Seite blau lackiert?« »Das ist doch praktisch«, meinte Max, »was meinst du, wie sich da die Zeugen widersprechen, wenn du mal einen Unfall baust.« Nun war ich fast überzeugt.

Was mir noch nicht gefiel, war der Lenker. Ich hätte gerne zu dem Rad einen Brezel-Lenker gehabt. Das war für Max kein Problem. Er gab mir einen nagelneuen Brezel-Lenker zu dem Rad dazu, ohne Aufpreis. Er meinte: »ist letzte Woche vom Lastwagen gefallen.«

Auf dem Heimweg fuhr ich versehentlich mit dem Vorderrad durch eine Ölpfütze, rutschte aus und stürzte mit dem Kopf voran in eine Hecke. Eine ältere Frau, die alles beobachtet hatte, kam heran und fragte: »bist du gefallen?« Auf so eine dumme Frage gab es nur eine Antwort: »nein, so steige ich immer ab.«

*

Meinem Nachbarn blieb das neue Bike nicht verborgen. Er fragte: »na, wie geht es deinem neuen Mountain-Bike?« »Es geht nicht, es fährt«, antwortete ich. »Na gut«, meinte der Nachbar, »wie fährt dein neues Mountain-Bike?« »Es geht«, sagte ich.

Nun fragte er: »hast du keine Angst, dass dein Rad geklaut wird?« »Nein«, sagte ich, »ich habe ein ganz raffiniertes Schloss. Eine starke Kette mit einem Zahlenschloss.« »Ich zeige dir, wie es funktioniert. Ich muss nur die Kombination 5480 einstellen, Moment mal – 4580 – geht auch nicht. Ich versuche mal 8540 – geht auch nicht.« »Sag mal, hast du eine Säge, mit der ich die Kette durchsägen kann?«

Der Nachbar lachte und fragte: »wie kommt denn der große Schlitz in deinen Reifen?« Entsetzt sah ich nach. Tatsächlich, da war ein großer Schlitz im Hinterreifen. Verlegen sagte ich: »ich bin aus Versehen über eine Flasche gefahren.« »Die hättest du doch sehen müssen«, meinte der Nachbar. »Eben nicht«, sagte ich, »der Kerl hatte sie in der Tasche.«

*

Mit dem neuen Bike machten Radtouren einfach mehr Spaß. Einmal fuhr ich bis zum nächsten Ort, bis Unterreichenbach. Das waren immerhin 8 Kilometer und ich wurde durstig. An einem kleinen Kiosk machte ich halt. Davor war ein rustikaler Holztisch mit zwei Bänken aus zersägten Holzstämmen. Ich bestellte mir beim Kioskwirt ein Glas Apfelsaft. Als er mir das Glas herausreichte sagte ich: >>der Saft ist ja trüb, den kann man nicht trinken.<< Der Kioskwirt empört: >>der Saft ist nicht trüb. Das liegt nur am dreckigen Glas.<<

Als ich mich an den Tisch setzen wollte, protestierte der Wirt und deutete auf ein großes Schild auf dem Aschenbecher. Darauf stand: DAHOGGADEWOIMMADAHOGGA. Er rief: >>das ist nur für Stammgäste.<<

Jetzt war ich verärgert und rief: >>das war das erste und letzte mal, dass sie mich hier gesehen haben.<< Der Wirt rief zurück: >>80 % von euch Radlern sind Deppen.<< >>Und die übrigen 20 %?<<, fragte ich. >>Die sind noch blöder<<, meinte der Wirt. Der sah mich nie wieder in seinem Kiosk.

*

Einmal streikten die Verkehrsbetriebe im Dezember fast zwei Wochen lang und ich musste mit dem Rad zur Arbeit fahren. Morgens um 6 Uhr fuhr ich los, da war es noch dunkel. Abends um 18 Uhr fuhr ich zurück, da war es wieder dunkel. Und jedesmal saukalt. Da erkannte ich den Unterschied zwischen fahren dürfen und fahren müssen.

Als ich wieder mal im Dunkeln nach Hause fuhr, rammte mir so eine Rottweilermischung seinen Schädel von hinten in die Kniekehlen. Der Hundling war beim toben im Schnee wie blöd immer im Kreis gerannt und hatte mich übersehen. Als ich im Schnee lag glotzte er mich an. Dann wollte er mit seinem Waschlappen alles wieder gut machen. Seine sabbernden Lefzen hatte ich noch wochenlang vor Augen.

*

Am nächsten Tag musste ich wieder durch die Stadt. An einer Ampel hielt ich an. Auf dem Gehweg neben mir stand ein Typ mit einem Kläffer an der Leine, der mich ständig anbellte. Er konnte es wohl kaum erwarten, in meine knackigen Waden zu bei-ßen. Sein Herrchen sagte ständig: »nein, nein, das ist doch nur ein Radfahrer.« Ich fragte ihn, ob er wirklich glaubt, dass sein Köter das versteht?

Da motzte er: »Sie haben meinem Hund die Zun-ge herausgestreckt, ich habe das genau gesehen.« Ich antwortete: »ja, natürlich, aber das Mistviech hat angefangen.« Nun war er auch noch beleidigt. Wann gibt es endlich den Hundeführerschein?

*

Als die Ampel grün wurde gab ich Gas und ließ die Beiden hinter mir zurück. Als ich an einem Gebäude vorbeirauschte kam so ein Blödian aus dem Haus herausgerannt und blieb mitten auf dem Radweg einfach stehen. Ich konnte gerade noch ausweichen und fuhr scharf links an ihm vorbei. Anstatt dankbar zu sein, dass ich ihn nicht einfach über den Haufen gefahren hatte, blieb der Depp weiter auf dem Rad-weg stehen und brüllte mir hinterher: »nicht so schnell, du Penner!<< Nächstes mal weiche ich nicht mehr aus und fahre ihn einfach über den Haufen.

Nach einigen Minuten Fahrt hatte ich mich wieder beruhigt, da sprang mir plötzlich ein (nicht angeleinter) Rottweiler entgegen. Ich dachte, das Viech beißt jeden Moment zu und gab Gas. Etwa 50 Meter hinter dem Viech kam seelenruhig sein Herrchen angelatscht. Als ich an ihm vorbeifuhr, zeigte ich ihm den Vogel. Das konnte ich mir nicht verkneifen.

*

Am nächsten Abend, es war der Freitag, musste ich erst mal würfeln. Ob ich abends in die Kneipe gehe, überlasse ich nicht dem Zufall. Bevor ich ausgehe, würfle ich. Wenn ich eine 6 würfle, gehe ich zum Stammtisch. Wenn nicht, bleibe ich zu Hause. An diesem Abend musste ich 12-mal würfeln, bis endlich die 6 kam.

Nun fuhr ich mit dem Rad zu meiner Stammkneipe. Einem hübschen Mädchen spendierte ich ein Glas Wein. Später noch einige mehr. Als ich merkte, dass mit ihr nichts läuft, radelte ich nach Hause. Am Samstagmorgen erfuhr ich von meinem Nachbarn, dass die Kleine sich anschließend vor allen nackt ausgezogen hatte. Jetzt war mein Wochenende schon versaut.

Nun erzählte der Nachbar: >>Heute Nacht ist ein Wunder passiert. Als ich zur Toilette musste, ging automatisch das Licht an, ohne dass ich auf den Schalter gedrückt habe. Und dann, als ich fertig war, ging das Licht wieder aus. Wie von Geisterhand. Ein echtes Wunder.<< >>Tolles Wunder<<, sagte ich zu ihm, >>du hast in den Kühlschrank gepinkelt.<<

Am Nachmittag fuhr ich zum Supermarkt. Unterwegs kam ich an einem steilen Berg vorbei. Davon gab es in unserer Stadt einige. An der Steigung stand ein Schreinerlehrling mit einem Handwagen. Auf dem Wagen lag ein großer Schrank. Der Lehrling versuchte, den Wagen mit dem Schrank die Steigung hinaufzuschieben. Vergeblich. Seine Kraft reichte nicht aus. Ich sah eine Weile zu und dann bekam ich Mitleid. Ich war ja selbst mal Lehrling. Ich sagte: >>wir binden deinen Wagen an mein Fahrrad und ich ziehe ihn den Berg hoch.<< Mit meinen 21 Gängen war das machbar. Mühsam strampelte ich im kleinsten Gang den Berg hoch. Der Lehrling lief hinter dem Wagen her und passte auf, dass der Schrank nicht herunterrutschte. Als wir oben waren musste ich erst mal kräftig Luft holen. Das hatte ich mir alles einfacher vorgestellt. Nachdem ich wieder einigermaßen atmen konnte sagte ich: >>also, das verstehe ich nicht, dass dich dein Chef mit so einem großen Schrank allein wegschickte.<< Darauf der Lehrling, der kein Bisschen außer Atem war: >>der Chef sagte zu mir, ich würde schon irgendwo einen Blöden finden, der mir hilft.<<

*

In mieser Laune fuhr ich weiter zum Supermarkt. Am Straßenrand, im Rinnstein, lag eine Dame. Ich hielt an und fragte: >>was ist los? Soll ich den Notarzt rufen?<< >>Nein danke<<, meinte sie, >>nicht nötig, ich halte nur eine Parklücke für meinen Mann frei.<< Kopfschüttelnd fuhr ich weiter.

Als ich meine Einkäufe erledigt hatte und auf mein Rad steigen wollte bekam ich einen Schock. Mein Rad war zerkratzt, ein Reifen platt und der Rückspiegel zertrümmert. Auf dem aufgeschlitzten Sattel lag ein Zettel. Darauf stand in krakeliger Schrift: "Für das, was du Jennifer angetan hast, du Dreckskerl." Ich kannte überhaupt keine Jennifer. Jetzt war das Wochenende erst recht versaut.

Auf dem Heimweg wurde ich auch noch von einem Polizisten angehalten. Ihm war mein lädiertes Rad aufgefallen. Er sah mich scharf an und fragte: >>haben Sie etwa getrunken?<< Natürlich hatte ich nichts getrunken und sagte verärgert: >>schreiben Sie einfach 10 Bier, Champagner können Sie ja doch nicht schreiben.<< Der Kerl verstand keinen Spaß und hielt mich eine halbe Stunde auf.

Nun schob ich mein Rad weiter bis zur Bahnunterführung. Dort stand ein auswärtiger Bus und versperrte die Straße. Der Bus war um wenige Zentimeter zu hoch und der Busfahrer stand ratlos daneben. Ich gab ihm den Rat: >>lassen Sie doch Luft aus den Reifen, dann passt es.<< Darauf schnauzte mich der Kerl an: >>von wegen, Sie Klugscheißer, mir fehlen die Zentimeter oben, nicht unten.<< Kopfschüttelnd schob ich mein Rad weiter.

*

Auf dem Radweg fühlte ich mich dann sicherer. Da sah ich vor mir, mitten auf dem Weg, eine junge

Frau mit einem kleinen weißen Hündchen. Die Beiden machten keinen Platz und ich musste anhalten. Das Hündchen kam sofort zu mir und schnüffelte neugierig an meinem Fahrrad. Ich rief: >>kommen Sie mir mit ihrem Heckenpisser nicht zu nahe, wegen der Flöhe.<< Die junge Frau rief sofort: >>Fiffi, komm schnell her, der Herr hat Flöhe.<<

*

Mein Nachbar hatte einen Bobtail. Das ist ein Hund, der so ähnlich heißt, wie eine Dosensuppe. Wenn ich mit dem Fahrrad an ihm vorbeifuhr, verbellte er mich immer. Das ging mir ganz schön auf die Nerven. Also beschwerte ich mich beim Nachbarn, mit dem ich ja sonst gut auskam. Der Nachbar beruhigte mich: >>Du musst das Vertrauen von Bobby erwerben, dann bellt er dich nicht mehr an.<< >>Und wie geht das?<<, fragte ich. Nachbar: >>Am besten mit einem Stück Hundekuchen.<< Er gab mir ein Stück von Bobbys Lieblingskuchen und meinte: >>Jetzt nimm den Hundekuchen und schieb ihn ganz vorsichtig in seine Schnauze. Gaaanz Vooorsichtig.<<

Der Hund sah mich misstrauisch an. Ich tat, was der Nachbar wollte, da unterbrach er mich: >>die Schnauze ist auf der anderen Seite.<<

*

Am nächsten Tag hatte ich Jagdglück. Ich überfuhr auf dem Uferweg einen Hasen. Stolz zeigte ich dem Nachbarn meine Jagdbeute. Dessen kleine Tochter fing plötzlich an zu heulen. Es war ihr "Hoppel", der ausgebüxt war. Ich tröstete die Kleine und sagte, Hoppel sei jetzt im Hasenhimmel. Dann besorgte ich von den Kleintierzüchtern ein weißes Zwergkaninchen und brachte es der Kleinen, damit sie endlich mit dem Heulen aufhörte. Der Vater beruhigte mich: >>das ist doch nicht schlimm, das war schon der vierte Hoppel in diesem Jahr, der ihr kaputt gegangen ist.<<

*

Inzwischen wusste ich auch, warum mir dieses Missgeschick passierte. Ich sah nicht mehr so gut. Ich brauchte eine Brille mit schärferen Gläsern. Also fuhr ich zum Optiker. Ich betrat den Laden und sagte zu einem Herrn im weißen Kittel: >>Herr Optiker, ich glaube ich brauche eine neue Brille.<< >>Das fürchte ich auch<<, meinte der Mann im weißen Kittel, >>das hier ist eine Metzgerei.<<

*

# Die Neunziger-Jahre

In den Neunzigern fuhr ich nur noch mit dem Montana-Bike. Da dieses Bike so leise war, hörten mich die Fußgänger nicht, oder zu spät. Nun musste ich unbedingt eine Klingel an den Lenker montieren. Aber eine Klingel war mir zu gewöhnlich. Also kaufte ich mir eine Presslufthupe. Die klang wie ein LKW-Horn.

Mit der neuen Hupe passierte mir folgendes. Ich fuhr auf eine rote Ampel zu, vor der schon mehrere Fahrzeuge standen. Also schlängelte ich mich rechts vorbei bis ganz nach vorn. Beim Bremsen kam ich zufällig an den Auslöser der Hupe. Der vorderste Autofahrer drehte sich sofort zu seinem Hintermann um und begann zu schimpfen. Dann zeigte er immer wieder auf die Ampel, die noch rot war. Auf mich achtete er gar nicht, da ja ein Radfahrer so nicht hupen konnte. Übermütig drückte ich noch zweimal auf die Hupe. Der vorderste Autofahrer drehte fast durch und der Hintermann wusste gar nicht, was der von ihm wollte. Ich drückte erneut auf die Hupe. Nun stieg der Vordermann aus und ging zum Hintermann an die Fahrerseite. Inzwischen war die Ampel grün und ich fuhr schnell weiter. Ob sich die Beiden noch prügelten, konnte ich nicht mehr sehen. Aber das würde sicher am nächsten Tag in der Zeitung stehen.

Während ich mich laufend umdrehte, um zu sehen, wie die Geschichte weiterging, rammte ich einen Fußgänger. Dieser meckerte: >>du hast mich doch gestern schon mal angefahren, du Trottel.<< >>Entschuldigung<<, sagte ich, >>ich habe Sie nicht wiedererkannt.<<

An einem Automaten hielt ich an, um Kaugummis herauszulassen. Während ich mich mit dem Automaten abmühte pullerte eine junge Katze gegen mein Hinterrad. Dummerweise war das Kätzchen so niedlich, dass ich ihr nicht böse war. Im Gegenteil, ich streichelte sie auch noch.

Dann fuhr ich weiter. Vor einer Ampel stand ich fast zehn Minuten im Stau und wunderte mich, warum es nicht weiterging. Da merkte ich, dass ich hinter einer Schlange Autos stand, die in der zweiten Reihe geparkt hatten.

In den nächsten Tagen stellte ich fest, dass die neue Hupe für die Fußgänger noch gefährlicher war, als mein Fahrrad. Einige erschreckten sich fast zu Tode. Schließlich montierte ich die Hupe wieder ab und entschied mich für die klassische Fahrradklingel.

*

In unserer Stadt sind die Straßen so eng, dass Fuß- und Radwege nicht getrennt sind. Diese Wege werden gemeinsam von Fußgängern und Radfahrern genutzt. Das führt zu manchen Beinah-Unfällen. Ohne Klingel kann man da fast nicht fahren.

Einmal lief mir – trotz Klingeln- ein Fußgänger vors Rad. Zum Glück fuhr ich langsam. >>Haben Sie mein Klingeln nicht gehört?<<, fragte ich, als ich ihm wieder auf die Beine half. >>Schon<<, meinte der, >>aber ich dachte es sei mein Handy.<<

Natürlich führt von unserem Vorort in die Stadt auch ein separater Radweg. Dieser ist parallel zu dem Fußweg. Das Paradoxe ist, auf dem Radweg gehen die Fußgänger und auf dem Fußweg kommen einem ständig Radler entgegen.

*

Nachdem das Radfahren mit dem ständig steigenden Verkehr immer gefährlicher wurde, wollte ich mir einen Fahrradhelm zulegen. Aber ich fand kein geeignetes Modell. Da las ich in einer Fachzeitschrift von einem Test. Eine gestrickte Mütze soll sicherer sein, als ein Helm. Bei einem Feldversuch wurde die Mütze auf die Straße gelegt. Daneben ein teurer Fahrradhelm. Dann fuhr eine Straßenwalze darüber. Ergebnis: Radhelm kaputt, Mütze blieb heil. Seither fahre ich nur noch mit Mütze oder Baseball-Cap.

*

Einmal war ich noch abends mit dem Rad unterwegs. Da wurde ich von zwei Männern angehalten. Der größere sagte: >>kannst du uns 1 Mark leihen?<< >>Natürlich<<, sagte ich, >>aber wofür braucht ihr das Markstück?<< Darauf der Größere: >>wir wollen Kopf oder Zahl spielen, um zu entscheiden, wer von uns Beiden deine Uhr und wer deine Brieftasche bekommt.<< Ich gab sofort Gas und radelte schnell davon. Hinter mir hörte ich die Beiden laut lachen. Sie hatten wohl einen Scherz mit mir gemacht. Aber man kann ja nie wissen.

*

Als ich nach Hause kam, stolperte mir der Nachbar entgegen und sagte stöhnend: >>ich bin im Dunkeln vor der Gartentür überfallen worden. Jemand hat mir auf den Schädel geschlagen.<< >>Das kann doch nicht sein<<, sagte ich, >>ich sehe mal nach.<< Bald darauf kam ich mit einer Beule am Kopf zurück und meinte: >>der Fall ist geklärt.<< >>So schnell?<< fragte der Nachbar. >>Ja<<, sagte ich, >>ich bin auch auf den Rechen getreten.<<

*

An einem herrlichen Tag wollte ich zu den Davoswiesen fahren. An einer Ampel musste ich anhalten. Neben mir hielt eine Gruppe von Rennradlern. Plötzlich fing es an fürchterlich zu stinken. Ich rief: >>welcher Idiot ist denn da durch die Scheiße gefahren?<< Dann sah ich auf mein Vorderrad. Ich war der Idiot. Als die Ampel auf Grün sprang gab ich Gas und fuhr allen davon. Während der Fahrt bekam ich Taubenscheiße ins Auge. Das Zeug brannte fürchterlich.

Diese verdammten Tauben sind wie unsere Politiker. Sind sie am Boden. Fressen sie einem aus der Hand. Sind sie oben, scheißen sie einem auf den Kopf.

*

Ich dachte, für einen Tag hatte ich genug Pech. Das war ein Irrtum. Endlich erreichte ich mein Ziel, die Davoswiesen. An diesem Tag hatte der Südwestfunk beschlossen, eine Reportage über die Natur zu drehen. Mein Chef schaute zufällig die Abendschau und erklärte mir am nächsten Tag, dass ich im Fernsehen gut rübergekommen bin. Mein Bier auch. Schade nur, dass ich krankgemeldet war.

*

Während einer Fahrt hatte sich am Rad eine Schraube gelockert. Da ich kein geeignetes Werkzeug dabei hatte fuhr ich an eine Tankstelle. Ich wollte witzig sein und sagte zum Tankwart: »einmal volltanken bitte.« Der Tankwart fuhr daraufhin mit der Hand vor der Stirn hin und her, um mir zu signalisieren, ich sei nicht ganz dicht. Darauf sagte ich: »ja, ja, die Scheibe auch wischen.« Bevor er auf mich losging erklärte ich ihm, dass das ein Scherz war und erzählte von der Schraube. Er zeigte mir den Weg zur Werkstatt.

Als ich mit dem Rad die Werkstatt betrat fiel dem Monteur vor Schreck die Kaffeetasse aus der Hand und zerschellte auf dem Boden. Ich sagte: »bei mir ist ne Schraube locker, können sie mir helfen?« Der erschrockene Mechaniker: »ja, ja, und mir fehlt ne Tasse im Schrank.«

Nun fiel mir noch etwas ein, was mich schon lange plagte. Mein Fahrrad hatte eine Schaltung mit 21 Gängen. Aber ich schaltete meistens nur zwischen dem 3. Und 7. Gang rauf und runter. Die restlichen 16 Gänge waren also überflüssig. Das erklärte ich dem Monteur und fragte, ob ich diese 16 Gänge verkaufen könnte. Darauf wurde der grantig und warf mich einfach aus seiner Werkstatt. Und meine Schraube war immer noch locker.

*

Später dann, in der Innenstadt, beklagte ich mich bei einem Polizisten: >>die doofen Fußgänger laufen mir ständig vor dem Fahrrad rum.<< Der Polizist beruhigte mich: >>vielleicht fahren wir erst mal vom Gehweg runter?<<

An der nächsten Kreuzung waren die Ampeln ausgefallen. Ein junger Polizist stand mitten auf der Kreuzung und hielt die Arme weit abgespreizt. Ich erinnerte mich an die Fahrschule: wenn der Schutzmann die Arme abgespreizt hat, will er damit verkünden, dass er gerade keinen fahren lässt.

Während ich gedankenversunken weiterfuhr, kam ich plötzlich an einem Friedhof vorbei. Ich wunderte mich. Hier war doch früher kein Friedhof. Ich fuhr hinein und fragte einen der Totengräber: >>war hier früher auch schon ein Friedhof?<< >>Nein<<, sagte der Totengräber, >>früher brauchten wir keinen Friedhof.<< >>Warum nicht?<<, fragte ich, >>sind früher keine Menschen gestorben?<< >>Doch<<, antwortete der Totengräber, >>aber früher starben die alle im Gefängnis.<<

Dann sagte ich: >>haben Sie schon die neue Anweisung am schwarzen Brett gelesen? Ab Montag sollt ihr die Verstorbenen mit dem Kopf nach Unten begraben. Den Hintern sollt ihr rausgucken lassen.<< >>Wozu denn das?<<, fragte der Totengräber ungläubig. >>Das gibt Fahrradständer für die Besucher<<, antwortete ich.

Nun fuhr ich weiter in die Innenstadt. In der Fußgängerzone war heute eine Ärztedemo. Leider ohne Erfolg. Die Ärzte hatten die Plakate selbst beschriftet und keine Sau konnte lesen, was darauf stand.

Als die Demo vorübergezogen war, kam mir eine junge Frau mit einem Fahrrad entgegen. Im Korb hatte sie ein Baby, das wie am Spieß brüllte. Ich fragte sie: >>warum fahren sie mit ihrem Baby durch die Gegend, es brüllt doch fürchterlich?<< >>Deshalb habe ich es ja dabei<<, meinte sie, >>meine Klingel ist kaputt.<< Kopfschüttelnd fuhr ich weiter.

*

Inzwischen kam ich an den Stadtrand. Auf der Straße vor mir waren ein Dutzend Kinder auf dem Rad unterwegs. Am Straßenrand standen immer wieder Erwachsene und, als ich weiterfuhr, auch die Polizei. Da wurde mir klar, dass ich in die Radführerscheinprüfung hinein radelte. Die Erwachsenen wunderten sich wohl über den etwas zu groß geratenen Radfahrer.

Schließlich landete ich wieder auf dem Radweg und wurde beinahe von einem 5-jährigen abgeschossen. Schon von weitem sah ich, dass der Kleine ziemlich wackelte und schwankte. Und er steuerte genau auf mich zu. Ich stieg voll auf die Bremse und hielt am Rand an, wo er eigentlich genug Platz hatte, um an mir vorbei zu kommen. Leider wusste er noch nicht, dass man nicht auf ein Hindernis schauen sollte, weil man sonst genau darauf zufährt. Schlussendlich knallte er mit Vollgas in mich hinein. Die Eltern des Kleinen kamen ca. 50 Meter hinterher und ich musste ihnen erklären, warum ich ihren Kleinen abgeschossen hatte. Das war ziemlich peinlich.

*

Am nächsten Morgen hatte es geregnet und die Straße war nass. Bald waren auch meinen Felgenbremsen nass und griffen nicht mehr. Es kam wie es kommen muss. Ich musste wegen einer Katze bremsen, riss den Lenker herum und landete im Vorgarten eines Ortsbekannten Bruddlers. Der kam auch gleich aus dem Haus gerannt und drohte: >>wenn net glei aus meim Gärtle nausgehsch, henk ich dirs Kreuz aus, dass dein Arsch en der Schling hoimtrage muasch, no schlag i die o'gschpitzt en Bode nei, dass die d Herrgott mit der Beißzang rausziage muss.<< Ich entschuldigte mich vielmals: >>tut mir Leid, ich bin doch nur aus Versehen in ihren Garten gekommen.<< Der Bruddler versöhnlicher: >>drom sagt mers ja im Gute.<<

*

Am nächsten Tag musste ich wieder in die Innenstadt. Bei einem Fastfoodladen machte ich Halt und gönnte mir einen Burger. Mein Montana hatte ich draußen abgestellt und natürlich mit einem Bügelschloss gesichert. Als ich satt und zufrieden zu meinem Fahrrad kam, war doch tatsächlich ein Junge mit meinem Schloss beschäftigt. Ich fragte: >>hast du ein Problem? Kann ich helfen?<< Der Bengel antwor-

tete: »Isch ab maine Schlüssel zu main Faarat ver-
lorn. Ich will Faarat mit nach Haus nääm unt mein
Bruder machen Schloss auf.« Ich musste lachen und
sagte: »das ist aber schlecht, dass du den Schlüssel
verloren hast, aber ich habe den passenden Schlüssel – weil das nämlich mein Fahrrad ist!« Der Bengel
flitze sofort davon. Er war so schnell, dass ich nicht
hinterher kam. Und mit dem Fahrrad konnte ich ihn
auch nicht verfolgen, es war ja noch abgeschlossen.

*

Inzwischen hatte ich mir zu dem Montana-Rad
auch noch einen Gepäckträger gekauft und montiert. Jetzt konnte ich leichte Lasten transportieren.
Für einen Kasten Bier reichte der Gepäckträger aber
nicht aus. Als ich wieder mal unterwegs war, hörte
ich während der Fahrt immer wieder ein klonk,
klonk, klonk. Ich dachte, das ist das Schlosskabel, das
auf den Gepäckträger klopft und beachtete es nicht
weiter. Zu Hause sah ich aber, es war der Haken des
Spanngurts, der gegen meine Felge klopfte. Ich hatte
Glück, dass ich unterwegs nicht auf die Fresse geflo-
gen bin.

*

Am nächsten Morgen stand ich fluchend vor meinem Rad. Die blöde Alugurke hatte einen Platten.
Natürlich am Hinterrad. Ganz cool schnappte ich das
Rad und wuchtete es herum. Dabei warf ich es mir
beinahe auf die Füße. Nun musste ich erstmal das
passende Werkzeug zusammensuchen. Nach einer
Stunde fand ich einen Maulschlüssel. Mit dem

Schlüssel versuchte ich die Achsmuttern zu lösen. Dann wollte ich das Laufrad aus dem Rahmen zerren. Zu meiner Verwunderung musste ich feststellen, dass die Bremsbacken von der Felgenbremse das verhinderten. Nun musste ich noch nach einem Imbusschlüssel suchen. Endlich konnte ich die Bremsbacken lockern und das Rad lösen.

Nun versuchte ich mit einem scharfkantigen Schraubenzieher zwischen Felge und Mantel herumzustochern. Dabei rammte ich mir den Schraubenzieher beinahe in die Hand. Wieder fluchte ich. Nach einer halben Stunde hatte ich endlich den Mantel mit Gewalt von der Felge heruntergerissen. Nun konnte ich den Schlauch aufpumpen und in einen Eimer mit Wasser tauchen. Die verräterischen Luftblasen zeigten mir, dass der Schlauch zwei Löcher hatte. Ich hatte mit dem scharfen Schraubenzieher wohl ein weiteres Loch hinzugefügt.

Nun suchte ich nach dem Flickzeug. Nach einer Stunde fand ich es im Keller. Nun konnte ich endlich den Schlauch flicken. Jetzt musste ich nur noch Schlauch und Mantel auf die Felge stülpen. Fluchend zerrte ich solange am Mantel herum, bis er wieder auf der Felge saß. Nun konnte ich das Laufrad wieder in den Rahmen setzten.

Jetzt begann die Suche nach den Achsmuttern. Nachdem ich sie endlich fand, befestigte ich das Rad und pumpte den Reifen auf. Zum Abschluss kam nun die obligatorische Testfahrt um den Häuserblock. Beim Bremsen machte ich einen eleganten Bauchklatscher auf die Straße und erinnerte mich, dass ich ja die Bremsbacken wieder befestigen musste.

Nachdem ich auch das gemeistert hatte, machte ich erneut eine Testfahrt und stellte fest, dass die blöde Luft schon wieder aus dem Reifen entwich. Nun tat ich das, was ich gleich zu Anfang hätte tun sollen. Ich brachte das Rad in die Werkstatt. Nach einem Tag war es ordentlich repariert und ich um 100 Mark ärmer. Allen meinen Freunden und Bekannten erzählte ich, dass ich das Rad selbst geflickt habe.

*

Als ich mal wieder mein Fahrrad wusch (einmal im Jahr sollte man das tun) schaute mir mein Nachbar zu. Er fragte: >>bist du mit dem neuen Rad auch schon mal gestürzt?<< >>Oh, ja<<, log ich ihn an, >>letzten Monat bin ich nach einem Sturz 3 Wochen gelegen.<< >>Schrecklich<<, meinte der Nachbar mit falschem Mitleid, >>hat man dich erst so spät gefunden?<<

>>Blödmann<<, sagte ich und erzählte ihm meine Geschichte, >>ich war auf dem Radweg unterwegs, vor mir fuhr eine Frau mit ihrem Kind. Ich klingelte, beide drehten sich um. Die Frau sagte zu dem Kind pass auf und fuhr nach links. Das Kind drehte sich um und fuhr nach rechts. Ich zog an sämtlichen Bremsen und es haute mich über den Lenker.<<

*

Wieder einmal stand ich mit meinem Rad vor einem Fahrradgeschäft und sah mir die ausgestellten

Bikes an. Eine junge Frau mit einem zotteligen Hund (Bobtail) stellte sich neben mich. Der Köter hatte nichts Besseres zu tun, als ein Bein zu heben und mich anzupinkeln. Ich blieb ganz ruhig, nahm ein Stück Schokolade aus der Tasche und hielt es dem Hund hin. Die junge Frau war ganz überrascht: >>das ist aber nett von Ihnen. Mein Wuschel pinkelt Sie an und Sie geben ihm dafür auch noch eine Belohnung.<< >>Was heißt hier Belohnung?<<, sagte ich, >>ich wollte nur sehen, wo bei dem Mistvieh Vorne und Hinten ist, damit ich ihm in den Arsch treten kann.<< Dann nahm ich mein Rad und ließ die Frau sprachlos zurück.

Einige Straßen weiter traf ich einen alten Schulkameraden. >>He, Albert<<, sagte ich, >>ich habe dich schon 20 Jahre nicht mehr gesehen. Du hast dich überhaupt nicht verändert.<< Albert antwortete gequält: >>ja, schön wär's, wenn's so wäre und wenn ich von dir das gleiche sagen könnte.<< Darauf meinte ich: >>musst halt auch lügen.<<

*

Am nächsten Tag war ich wieder in der Stadt unterwegs. In einer Seitenstraße stand – mitten auf der Straße – ein alter VW mit einem Zettel an der Frontscheibe: "Batterie leer, hole Hilfe." Als ich nach zwei Stunden zurückfuhr, stand das Auto immer noch da, mit einem weiteren Zettel: "Anschieben zwecklos, hole einen Mechaniker." Am nächsten Tag kam ich an der gleichen Stelle vorbei. Das Auto stand immer noch da. Diesmal mit einem Pappschild: "Preiswert zu verkaufen."

Als ich um die Ecke bog, traf ich einen alten Spezi. Ich fragte ihn: »wohin fährst du?« »Nach Karlsruhe«, antwortete er. Dieser verdammte Lügner, dachte ich. Er sagt Karlsruhe, damit ich denken soll, er fährt nach Stuttgart. Also fährt er wirklich nach Karlsruhe, der Schwindler.

*

# Das neue Jahrtausend

Inzwischen hatte ich mir einen Gepäckträger zugelegt und an meinem Montana-Bike  befestigt. So konnte ich auch damit zum Einkaufen fahren.

Mein Nachbar bestaunte mein Werk und ich sagte stolz: >>mit dem neuen Rad schaffe ich es in 15 Sekunden von Null auf Hundert.<< Der Nachbar lachte und meinte: >>das schaffe ich in einer Sekunde.<< >>Was, du hast auch ein neues Fahrrad?<<, fragte ich. >>Nein<<, antwortete er, >>eine neue Waage.<<

Dann fragte er: >>warst du mit dem Rad auch schon mal im Ausland?<< >>Oh, ja<<, log ich, >>ich war mit dem Rad schon in Frankreich, Österreich und der Schweiz.<< >>Dann kennst du dich ja in der Geographie gut aus?<<, meinte der Nachbar. >>Oh, ja<<, sagte ich, >>da war ich auch schon mal ein paar Tage.<<

Nun ging er zum Briefkasten und holte die Post heraus. Dann wedelte er mit einem Brief und sagte: >>stell dir vor, die vom Finanzamt sparen mal wieder an der falschen Stelle. Ich bin von Beruf Schweißer und der Computer hat doch tatsächlich das W weggelassen.<<

*

Bei einer Fahrt zum Discounter kam ich durch die Oststadt, genauer gesagt durch das Flößerviertel. Entlang des Flusses war ein neues Geländer montiert. An diesem Geländer war ein Fahrrad angekettet. Es sah noch ziemlich neu aus. Eine halbe Stunde später kam ich an derselben Stelle vorbei. Das Fahrrad war noch da, aber das Vorderrad fehlte.

Einige Tage später kam ich wieder vorbei. Das Rad war immer noch da, aber nun fehlte auch der Sattel. Nun wurde ich neugierig und fuhr gleich am nächsten Tag zu dem Rad. Diesmal fehlten das Hinterrad und der Lenker. Nur noch der Rahmen hing ganz schief in dem Schloss. Einen Tag später war auch noch der Rahmen verschwunden. Nur noch das Schloss hing am Geländer. So hatte ich das traurige Schicksal eines Fahrrades erlebt.

*

In den folgenden Jahren nahmen die Fahrraddiebstähle sprunghaft zu. Die Polizei nahm zwar Diebstahlsanzeigen auf, aber die Anzeigen wurden nicht weiter verfolgt.

Ein Bekannter erzählte mir mal, dass er auch Fahrräder klaut. Wenn er abends in der Innenstadt aus der Kneipe kommt und kein Geld mehr fürs Taxi hat, nimmt er einfach ein herumstehendes Fahrrad und fährt damit in seinen Stadtteil. Dort lässt er es einfach stehen. Das geht ja noch, aber manchmal enden Fahrräder einfach im Fluss.

In jedem Frühjahr macht der Fischerverein eine Flussputzete. Dabei tauchen Fahrräder, Einkaufswagen, Kinderwagen, Regenschirme, Radkappen und Begrenzungspfähle auf.

*

Von einem professionellen Fahrraddieb erhielt ich einen Tipp: Wenn man ins Freibad geht, sollte man nicht als letzter das Bad verlassen, sondern zwei Stunden früher. Dann hat man unter den abgestellten Fahrrädern noch die große Auswahl. Von diesem Tipp habe ich aber nie Gebrauch gemacht.

Aus dieser Zeit stammt auch der Ausdruck "Moderner Triathlon" – zum Freibad laufen, eine Runde schwimmen, mit einem Fahrrad zurück.

Einmal stand sogar eine Schlagzeile im Lokalblatt: "Fahrraddiebstähle werden zur Hauptbeschäftigung der Polizei."

*

Wieder mal war ich auf dem Weg in die Stadt. Ich wollte zum Markt fahren. Unterwegs traf ich meinen alten Kumpel Eddie. Eddie war mit einem superteuren Bike unterwegs. >>Whow<<, sagte ich, >>wo hast du denn dieses geile Bike her?<< >>Na, gekauft<< meinte Eddie. >>Aber du hast doch nie Geld<<, meinte ich. >>War auch nicht nötig<<, sagte Eddie, >>ich habe meine alte Trompete in Zahlung gegeben.<< >>Echt?<< staunte ich, >>und das hat der Fahrradhändler mit sich machen lassen?<< Darauf Eddie lachend: >>logisch, der wohnt ja direkt unter mir.<<

*

Endlich erreichte ich den Markt. Am Stand mit den Melonen wollte ich Eindruck schinden. Ich nahm die größte Melone in die Hand und sagte zur Marktfrau: >>was, größere Äpfel haben Sie nicht?<< Schlagfertig antwortete die Marktfrau: >>nimm deine Griffel von meinen Kirschen, du Blödmann.<<

Da sie an ihrem Stand auch Äpfel verkaufte, ließ ich mir 10 einpacken. Als ich zu Hause nachzählte kam ich nur auf 9 Äpfel. Hatte mich die gute Frau jetzt auch noch beschissen? Ich fuhr sofort zurück zum Markt und stellte sie zur Rede: >>ich habe mir von Ihnen 10 Äpfel einpacken lassen und zu Hause stellte ich fest, dass nur 9 in der Tüte waren. Haben Sie dafür eine Erklärung?<< >>Ach, ja, ich erinnere mich<<, sagte die Marktfrau, >>ein Apfel war Wurmstichig, den habe ich gleich weggeworfen.<<

Verärgert ging ich zu meinem abgestellten Rad zurück und musste feststellen, dass es beschädigt war. Nun war auch mir so was passiert. Offensichtlich war ein Autofahrer beim rangieren dagegen gefahren. Der Mistkerl hatte auch noch Unfallflucht begangen. Doch da entdeckte ich einen Zettel mit einer Telefonnummer an meinem Rückspiegel. Na, das war wohl doch nicht so ein Dreckskerl, dachte ich und rief bei der Nummer an – es war die Telefonseelsorge.

*

Eines Tages fuhr ich wieder mal in die Stadt. Direkt vor mir wurde ein Fußgänger von einem rücksichtslosen Radler umgerissen. Der Radfahrer half dem Fußgänger auf die Beine, klopfte seine verschmutzte Kleidung ab und meinte: >>da haben Sie aber mächtig Schwein gehabt. Um diese Zeit fahre ich sonst einen 30-Tonner.<< Der Fußgänger ging ganz verwirrt davon.

Unterwegs traf ich einen Typen mit Sportdress und Rennrad. Als wir uns näher kamen erkannte ich ihn. Es war ein alter Kumpel. >>Stell dir vor<<, sagte er stolz, >>heute sind es genau 25 Jahre, die ich nicht mehr rauche und trinke.<< >>Ach, ja<<, meinte ich ironisch, >>dann gratuliere ich dir zur Silberhochzeit.<< Er lachte und fuhr weiter.

Ich fuhr ebenfalls weiter. An der nächsten Kreuzung musste ich anhalten. Ein altes Mütterchen stand am Straßenrand und sagte: >>Junger Mann, könnten Sie mich bitte über die Straße führen?<< >>Aber gern<<, sagte ich, >>Sie wohnen wohl da drüben?<< >>Ach was<<, meinte sie, >>da drüben steht mein Rennrad.<<

*

Als ich nach Hause kam stand mein Nachbar vor der Tür und meinte: >>so ein Saukerl hat mir mein nagelneues Rennrad geklaut, aber der wird Augen machen wenn er merkt, dass es noch nicht bezahlt ist.<< Danach begann er in der Mülltonne zu wühlen. Da konnte ich mir eine Bemerkung nicht verkneifen: >>aha, räumen Sie ihre Wohnung auf?<< Während er wütend vor sich hin murmelte radelte ich schnell weiter.

Bald kam ich wieder in die Innenstadt. Vor mir hielt ein Radler an der Kreuzung. Die Straße war sehr eng und hinter uns staute sich der Verkehr. Der Radler meinte: >>verdammt, ich stecke schon wieder im Stau.<< Ich fuhr neben ihn und meinte: >>Sie stecken nicht im Stau, Sie sind der Stau.<< Verständnislos sah er mich an. Plötzlich begann es unangenehm zu riechen. Ich schaute meinen Nebenmann lange an, grinste und meinte: »also, ich trage frische Socken.« Unser Dialog wurde durch das Hupen der Autofahrer hinter uns unterbrochen und wir fuhren schnell weiter.

*

Als ich in die Fußgängerzone kam fiel mir eine junge flotte Biene auf, die ihr Fahrrad schob. Ich fuhr neben ihr her und quatschte sie an. Sie reagierte unterkühlt. Da wollte ich ihr schmeicheln und meinte: »Sie sind die erste interessante Person, die ich heute hier antreffe.« Jetzt antwortete sie sogar: »da haben Sie ja mehr Glück als ich.« Und schob ihr Rad weiter.

*

Am nächsten Tag war Sonntag und herrliches Wetter, also fuhr ich mit dem Rad zum Schwimmbad. Je näher ich dem Bad kam, umso größer wurde die Zahl der Radfahrer. Sie fuhren kreuz und quer und nebeneinander auf dem Radweg. Manche hatten Kühlboxen oder Sonnenschirme im Körbchen, manche sogar ihren Nachwuchs. Man könnte meinen, manche wären aus ihren Häusern vertrieben und auf dem Weg in die Fremde. Schließlich erreichte ich auch das Bad und fand einen Abstellplatz für mein Rad.

Vor der Kasse wartete eine große Menschenschlange, darunter auch fünf ältere Herren im Telekom-Outfit. Laut verkünden sie, dass sie nach 20 km

Radfahren nun noch 25 Bahnen schwimmen werden. Ich dachte, das ist moderner Biathlon, mit dem Fahrrad ins Schwimmbad, mit dem Krankenwagen zurück.

Nach einer Stunde warten, war ich immer noch nicht an der Kasse. Jetzt hatte ich genug und ging zu meinem Rad zurück. Da alle Radfahrer im Freibad waren, hatte ich nun den Radweg für mich allein. Nach einigen Stunden fuhr ich wieder nach Hause. Das was ich heute gestrampelt hatte, reichte für die ganze Woche.

*

Mein Nachbar Luigi zeigte mir stolz sein neues Rennrad. Ich fragte: »was hat es denn gekostet?« Luigi antwortete: »ja, ja, gutes Rad teuer.« In der Nacht ließ Luigi sein Rad vor dem Haus stehen. Das war ein großer Fehler. Am nächsten Morgen war es verschwunden. Luigi stand vor dem Haus und schaute traurig auf den Platz, auf dem er sein Rad abgestellt hatte. Ich legte ihm tröstend die Hand auf die Schulter und meinte: »ja, ja, Luigi, kommt Zeit – kommt Rad.«

*

Am nächsten Tag zeigte mir Luigi ein neues Damenfahrrad: »sieh mal, ein Superfahrrad, das habe ich für meine Frau bekommen.« Ich schaute das Rad genau an und meinte: »ja, das war ein guter Tausch.«

Inzwischen war Luigi um mein Rad herumgelaufen und bemerkte: »he, merkst du nicht, dass du hinten keine Luft im Reifen hast?<< Ich schaute nach, tatsächlich der Reifen war platt. Ich sagte: >>deshalb hatte ich auch die ganze Zeit das Gefühl, ich würde bergauf fahren.<< Kopfschüttelnd ging Luigi ins Haus und ich pumpte erstmal Luft in den Reifen.

*

Inzwischen hatte nicht nur die Zahl der Radfahrer enorm zugenommen, sondern auch die Zahl der Hunde. So kam es täglich zu Begegnungen. Ob mit oder ohne Leine, die Viecher sind eine echte Gefahr für Radler.

Das übliche Bild. Frauchen läuft rechts auf dem Radweg, Waldi läuft links, dazwischen die 5 Meter lange gespannte Hundeleine. Eine Durchfahrt ist nicht möglich. Ich rief laut: >>Guuntaag.<< Frauchen hatte das Handy am Ohr und hörte mein rufen und meine Klingel nicht. Waldi hörte sehr gut und rannte mir fast ins Rad. Dann schnupperte er schön langsam mein ganzes Fahrrad ab. Frauchen kümmerte sich einen Scheiß um ihren Fiffi. Vielleicht fahre ich in Zukunft auf der Straße, da ist es weniger gefährlich.

*

War mal wieder morgens unterwegs auf dem Rad/Fußweg Richtung Freibad. Mitten auf dem Weg stand ein Fahrzeug vom Grünflächenamt. Die Jungs wollten wohl das Gras (1 Meter hoch) am Flussufer mähen. Das Fahrzeug war so abgestellt, dass rechts nur 10 cm und links nur 30 cm Platz waren. Also versuchte ich langsam links vorbeizufahren. Neben dem

Fahrzeug stand ein Arbeiter und sah mir entgegen. Als ich kurz vor dem Fahrzeug war, trat er mir in die Spur. Dicht vor ihm bremste ich ab und schnauzte ihn an: »Sie haben mich doch kommen sehen? Warum stellen Sie sich mir  absichtlich in den Weg?« Widerwillig trat er zur Seite und maulte: »wir müssen hier unsere Arbeit machen.«

Der ärgerte sich wohl, dass ich ins Freibad fuhr und er arbeiten musste. Ich hatte eine Scheißwut auf den Kerl und wollte ihn beim vorbeifahren anspucken. Dann ließ ich es aber doch bleiben, ich musste ja irgendwann wieder zurückfahren und wenn die Arbeiter dann noch da waren…..?

*

Am nächsten Tag fuhr ich dieselbe Strecke. Das Gras am Flussufer war abgemäht und die Kerle waren nicht mehr zu sehen.  Gut gelaunt fuhr ich weiter, da flog mir doch so ein Riesenkäfer gegen die Brille. Während der Fahrt nahm ich die Brille ab, um das Viech abzuklopfen. Ich wedelte wild mit der Hand herum und schlug dabei die Brille gegen das Oberrohr. Irgendetwas fiel mitsamt dem Käfer runter.

Ich wunderte mich, dass der Käfer so ein Geräusch machte und setzte die Brille wieder auf. Nach einigen Metern kam mir etwas komisch vor. Mein Brillenglas war weg. Ich fuhr sofort zurück, fand aber nichts mehr. Aus Wut über den merkwürdigen Riesenkäfer warf ich die Brille gleich hinterher.

*

Am nächsten Tag wollte ich eine größere Radtour machen. Nach einer Stunde machte ich eine Pause. Neben dem Radweg war eine Sitzbank. Darauf ruhte ich mich aus. Das Fahrrad legte ich daneben ins Gras. Während ich das saß, kamen nacheinander immer wieder Radfahrer vorbei und boten mir ihre Hilfe an. Es gibt doch noch nette Menschen. Aber ich hatte doch gar keinen Defekt, ich wollte doch nur Pause machen. Bevor mir weitere Hilfe angeboten wurde, stieg ich aufs Rad und fuhr weiter.

Nach einigen Kilometern sah ich vor mir auf dem Radweg ein merkwürdiges Viech. Als ich näherkam, war es ein Storch, der auf dem Radweg herumtappte. Ich blieb 5 Meter vor ihm stehen, was ihn nicht die Bohne interessierte. Ich wurschtelte meine Kamera heraus, um ein Bild zu machen. Da flog das blöde Viech einfach weg. Nächstes Mal fahre ich mit dem Vorderrad auf seinen rechten Fuß und schon bleibt er fürs Foto stehen.

*

Bald hatte ich den Nachbarort erreicht. Einen Fußgänger fragte ich: >>Entschuldigung, wo ist denn hier das nächste Postamt?<< >>Dritte Straße rechts<<, meinte der freundliche Herr. >>Was, gleich neben dem Puff?<<, fragte ich überrascht. >>Nein, nein<<, meinte der Herr, >>der Puff ist ganz woanders, da hinten links, gleich neben dem Bahndamm.<< >>Vielen Dank für die Auskunft<<, rief ich und radelte weiter - Richtung Bahndamm.

*

Auf der Rückfahrt von meiner Tour kam mir eine Joggerin entgegen. Die hatte sich wohl bei den Temperaturen etwas verschätzt und zog beim Laufen ihr Sweatshirt aus. Dummerweise zog sie dabei auch ihr T-Shirt und ihren Sport-BH mit nach oben. Ich bin fast vom Rad gefallen.

Einige Hundert Meter weiter kamen mir zwei Hunde entgegen. Einer lief links, einer rechts. Dahinter eine Joggerin, der wohl die beiden gehörten. Ich bremste runter, als der rechte Hund 3 Meter vor mir die Seite wechseln wollte. Dann merkte er, dass das eine blöde Idee war, blieb wie versteinert mitten auf dem Weg stehen und starrte mich ängstlich an. Ich machte eine Vollbremsung. Der Hund starrte auf mein Vorderrad, das ca. 20 cm vor seiner Schnauze war, während die Joggerin lächelnd mit Kopfhörern im Ohr an mir vorbeilief, als ob nichts gewesen wäre. Ich war sprachlos. Mir fiel im Moment keine Beleidigung ein und ich sah dem Trio fassungslos nach.

*

Wenig später sah ich einen Mann mit einem Dalmatiner auf dem Radweg. Der große Hund sprang sofort auf mich zu. Ich rief: »beißt ihr Hund?« Er antwortete: »na, mei Hund beißt net.« Ich blieb stehen um den Dalmatiner zu streicheln, da schnappte er nach meiner Hand. Ich rief vorwurfsvoll zu dem Mann: »ich dachte ihr Hund beißt nicht?« Darauf der Mann: »des is net mei Hund.« In diesem Moment kam aus einem Gebüsch ein winziger Zwergpinscher hervor und der Mann meinte:

>>des is mei Hund.<< Der Pinscher schaute mich verächtlich an, dann stolzierten Beide davon.

In diesem Moment hörte ich einen lauten Pfiff und der Dalmatiner rannte zu einer Dame, die in 50 Metern Entfernung auftauchte. Vor der Dame setzte er sich hin. Die Dame sagte: >>ja, wo iss er denn?<< Der Hund drehte sich um und dachte, mich kann sie nicht meinen, ich bin ja da. Wieder sagte sie: >>ja, wo iss er denn?<< Da war dem Hund klar, seine Herrin ist blind und braucht einen Blindenhund. Plötzlich sagte sie: >>ja, da iss er ja!<< Jetzt war der Hund ganz verwirrt und dachte, mal sieht sie mich und mal nicht, die braucht einen Augenarzt. Rein zufällig kam in diesem Moment ein Augenarzt mit seinem Fiffi vorbei, blieb vor dem Dalmatiner stehen und meinte: >>ja, wo iss er denn?<< Jetzt war der arme Hund vollkommen verwirrt und flüchtete ins Unterholz.

*

Am nächsten Tag war ich in der Innenstadt unterwegs. Beim "Bertha Benz Denkmal" stand ein Radwanderer mit seinem Rad. Es war vorne und hinten bepackt und ziemlich dreckig. Der hatte sicher schon eine größere Strecke hinter sich. Andächtig betrachtete er das Denkmal. Ich hielt an und fragte: >>na, verstehen sie etwas von Kunst?<< Er drehte sich gemächlich um, schaute mich lange an und meinte: >>kunst mi am Orsch lecken.<< Da wusste ich auch, woher er kam. Aus Bayern.

*

Inzwischen war ich auch in einem Alter, wo man an eine Lebensversicherung denken sollte. Also ging ich zum Vertreter, um mich zu informieren. Während der Beratung stellte er mir Fragen: >>Fliegen Sie ab und zu?<< >>Nein<<, antwortete ich. >>Fahren Sie viel mit dem Auto?<< >>Nein, überhaupt nicht<<, antwortete ich. Ich bin Radfahrer.<< >>Oh, je<<, meinte der Vertreter, >>da können wir sie nicht versichern, da leben sie viel zu gefährlich.<<

*

Eines Tages war ich mit einem Kumpel unterwegs. Wir kamen am Straßenstrich vorbei und hielten  neugierig an. Eine Professionelle kam zu uns heran. Wir fragten nach den derzeitigen Tarifen. Sie meinte: >>es kostet 100 Mark und für den Dicken das Doppelte.<< Der Dicke war ich.

Frustriert fuhren wir weiter. Während der Fahrt durch die Innenstadt kamen wir an einem Sexclub vorbei. Am Eingang lungerten ein paar Typen herum. Ich warf ihnen einige Obszönitäten und Schimpfwörter um die Ohren. Dabei rutschte ich mit dem Vorderrad auf einem Gully aus und knallte auf die Straße. Die Typen lachten sich schief.

Verlegen fuhr ich weiter und dachte an die Mahnung meines Arztes: ich sollte unbedingt abnehmen. In den nächsten vier Wochen hielt ich streng Diät und strampelte täglich 30 Kilometer auf dem Rad. Dann stellte ich mich auf die Waage. Ich hatte 1 Kilo zugenommen.

*

Während einer solchen Trainingsfahrt Wurde ich einmal von einem Typ auf dem Rennrad verfolgt. Ich strampelte wie wild, aber der Kerl holte ständig auf. Nun griff ich in meinen Jackentasche und tastete nach dem Pfefferspray, das ich für solche Fälle immer dabei hatte. Als der Kerl mich erreichte, sprühte ich ihm das Pfefferspray mitten ins Gesicht. Der Kerl wäre fast gestürzt. Dabei wollte er mir nur die Schlüssel zurückgeben, die ich Minuten zuvor verloren hatte. Peinlich, peinlich.

*

Wieder einmal kam mir auf dem Radweg ein Geisterfahrer entgegen. Der Kerl war mir schon einige male begegnet. Immer auf der falschen Seite. Auch jetzt fuhr er wieder direkt auf mich zu. Ich schaute kurz, ob Zeugen in Sicht waren, dann rammte ich ihn und holte ihn von seiner Schrottschüssel. Das hätte ich schon viel eher machen sollen. Danach ging's mir richtig gut. Ich wusste, irgendwann kommen mir meine zwei Zentner mal zugute.

*

# Das Jahr Zweitausendfünf

Nachdem ich über 10 Jahre mit dem Montana-Bike gefahren bin stellte ich es endgültig in den Keller. Es sah zwar noch fast neu aus, aber nun war Zeit für etwas Neues.

Ich hatte schon genaue Vorstellungen, wie das neue Rad aussehen sollte. Ich wollte ein Chopper-Rad mit einem breiten Hinterrad und einem schmalen Vorderrad. Außerdem sollte es einen Motorradsattel haben. Bei den Fahrradhändlern sah ich nicht annähernd das, was ich mir vorstellte. Also informierte ich mich im Internet.

Dort wurde ich schnell fündig. Sehr gut gefiel mir der Schwinn Cruiser "Sting Ray". Der hatte aber keine Gangschaltung. Dann entdeckte ich den Nirve Cruiser "Cannibal". Auch keine Gangschaltung. Der Cruiser "Switchblade" kam meinen Vorstellungen schon näher, aber auch der hatte keine Gangschaltung. Für meine Wohngegend war eine Gangschaltung aber unbedingt erforderlich.

Das Fahrrad "Big Mo" gefiel mir auch, aber es war zu niedrig, also mehr für Jugendliche geeignet. Genauso war es beim "Fat Boy". Ich wollte schon aufgeben, da entdeckte ich den Felt Cruiser "Torch". Auf den ersten Blick sagte ich mir: das wird mein neues Rad.

*

Ich überlegte lange, aber schließlich überzeugten mich die technischen Daten:

Felt Chopper Aluminium Tank Rahmen
Extra lange Felt Chopper Doppelbrückengabel
Shimano Nexus 3-Gang Schaltung mit Drehgriff
Trommelbremse vorn, Rücktrittbremse hinten
Quick Brick Bereifung vorne, Thick Brick hinten

Ich hätte lieber ein Schwinn-Rad oder ein Nirve-Rad gekauft. Aber dann entschied ich mich doch für den Felt Cruiser. Das Rad war ein amerikanisches Produkt. Gebaut wurde es aber in China. Ich druckte mir das Bild des Rades aus und ging zum Fahrradhändler. Es war ein kleines Geschäft und bedient wurde ich von der Oma. Ich zeigte ihr das Bild und sie meinte: >>so was henn mir net.<<

*

Frustriert ging ich zum größten Fahrradhändler. Der sagte sofort: >>natürlich können wir das besorgen.<< Er rief auch gleich mit seinem Handy beim Hersteller an. Leider war das Rad nicht sofort verfügbar, könnte aber in 6 Wochen geliefert werden. >>Okay<<, sagte ich, >>bestellen sie den Cruiser.<< Dass das Rad in China gebaut wurde, wusste ich nicht. Inzwischen wurden fast alle Fahrräder, auch die teuren Mountain-Bikes in China gefertigt.

Auf jeden Fall verzögerte sich die Lieferung. Dann blieb auch noch das Containerschiff mit dem Fahrradcontainer im Hafen von Hongkong wegen einem

Streik liegen. Nach 6 Monaten bekam ich den Anruf: das Rad ist angekommen. Na ja, 6 Wochen oder 6 Monate, ist ja fast dasselbe.

Als ich das Rad abholte, waren bereits die Pedale und der Lenker montiert. Ich konnte also sofort damit losfahren. Das versuchte ich auch. Zu meinem Erschrecken stellte ich fest, dass ich mit dem Rad fast nicht fahren konnte. Ich schob es durch die Innenstadt bis zum Radweg, der am Fluss entlang führte. Dort versuchte ich ganz vorsichtig, mit dem Rad nach Hause zu fahren. Es gelang mir, sogar ohne Sturz.

*

In den nächsten Tagen lernte ich erst mal mit dem neuen Cruiser zu fahren. Das war gar nicht einfach. Das Rad war fast einen Meter länger als ein normales Fahrrad. Die Pedale musste man nach vorne und nicht nach unten treten. Dadurch musste ich den Lenker immer fest im Griff haben. Außerdem wog das Rad 30 Kilo, was man am Berg besonders bemerkte. Aber nach einigen Tagen hatte ich soviel Sicherheit gewonnen, dass ich mich auf die Straße wagen konnte. Natürlich fiel ich überall auf. Das war die Mühe wert.

Auch mein Nachbar bewunderte das neue Rad. Er fragte erstaunt: >>warum hat dein Fahrrad ein kleines Vorderrad und ein großes Hinterrad?<< >>Ganz einfach<<, sagte ich, >>damit habe ich das Gefühl, immer bergab zu fahren.<<

*

Schon bald wollte ich das Rad etwas verschönern. Ich besorgte mir Ventilkappen in der Form von kleinen silbernen Totenköpfen. Nach 3 Tagen waren dir Totenköpfe geklaut worden. In einem 1-Euro-Schop besorgte ich weitere Totenköpfe. Jeweils 4 Stück für einen Euro. Diese schraubte ich regelmäßig auf und regelmäßig wurden sie geklaut. Einmal hatte ich morgens neue Ventilkappen aufgeschraubt und das Rad am Freibad abgestellt. Am Mittag schaute ich kurz nach dem Rad. Die Totenköpfchen waren weg. Nun dachte ich mir: so kann das nicht weitergehen. Ich kaufte ganz billige gewöhnliche zylindrische Ventilkappen und siehe da, die sind heute noch drauf.

*

Eines Tages entdeckte ich im Internet einen Totenschädel aus Polymer-Kunststoff. Der passte genau zwischen meine Vorderradgabel. Ich ließ mir den Schädel schicken und montierte ihn auf eine Metallplatte, die ich vor dem Lenker befestigt hatte. Nun sah das Rad wirklich cool aus.

Mit dem neuen coolen Bike fiel ich überall auf. Autofahrer reckten den Daumen nach oben und sahen mir nach. Einmal gab es fast einen Auffahrunfall.

Die Jugendlichen riefen beim Anblick meines Rades mit dem Totenschädel "cooles Bike" oder "geiles Bike". Die Kinder riefen nur Ah und Oh. Die sahen natürlich aus ihrer Perspektive nur den Totenschädel. Ein kleiner Junge rief: >>Mami, so eins will ich auch.<< Alle bestaunten mein Fahrrad, mich bemerkte keiner. Sogar die Jugendlichen machten respektvoll Platz, wenn ich angeradelt kam und riefen "Geiles Bike".

Interessant waren auch die Reaktionen der Hunde. Die großen Hunde machten respektvoll Platz, wenn ich angeradelt kam. Die kleinen Hunde verbellten mich, wahrscheinlich vor lauter Angst. Selbst die Fußgänger machten mir Platz, wenn ich daher kam. Das war mir mit meinem Mountain-Bike nie passiert.

Aber leider gab es nicht nur Bewunderer sondern auch Neider. Eines Tages wurde mir am Freibad in den Reifen gestochen. Bis ich nach Hause kam, war der Reifen platt. Natürlich war es der Hinterreifen. Es ist immer der Hinterreifen, in dem man einen Plattfuß hat. Nie der Vorderreifen. Warum? Der Vorderreifen lässt sich ja ganz einfach mit zwei Hebeln lösen.

Am nächsten Tag ließ ich das Rad erst mal im Haus und fuhr mit meinem alten Montana ins Bad. Da stellte ich fest, dass ich nun mit dem alten Rad nicht mehr richtig fahren konnte. Ich hatte mich so an die Sitzhaltung des neuen Bikes gewöhnt.

Am Abend wollte ich gleich den Schlauch am neuen Bike flicken. Ich erinnerte mich, wie ich als kleiner Junge jede Woche mal einen Schlauch flicken musste. Diesmal stellte ich mich geschickter an und suchte erst mal alles zusammen was ich brauchte. Tatsächlich klappte es und ich konnte am nächsten Tag wieder mit meinem coolen Bike fahren.

*

Ich fuhr im Sommer täglich ins Freibad, immer auf demselben Weg. Der Weg führte am Fluss entlang bis vor den Eingang des Bades. Von Montag bis Samstag war das kein Problem. Allerdings lagen am Sonntagmorgen auf dem Weg immer Scherben von Wodkaflaschen. Und das war jeden Sonntagmorgen so. Es waren die Hinterlassenschaften der Samstag-abend-Feten. So gewöhnte ich mir an, am Sonntag über die Hauptstraße zu fahren.

*

An einem Sonntagmorgen, ich war unterwegs ins Freibad, sah ich vor mir auf der Straße einen leeren Becher mit Schokopudding liegen. Ich fuhr locker über den Becher und bemerkte sofort, dass er nicht leer war. Der Becher war wohl jemand aus dem Einkaufskorb gefallen. Von oben bis unten war ich mit kackbraunen Spritzern vollgesaut. So konnte ich nicht ins Bad, also drehte ich um und fuhr nach Hause zurück.

*

Diesmal benutzte ich den Uferweg. Als ich meine Wohnung erreichte, sah ich auf der linken Kurbelseite eine Fettwulst herausquellen. Direkt an der Verschraubung zum Rahmen. Oh Gott, dachte ich, nun habe ich ein fast neues Rad und muss damit schon wieder in die Werkstatt. Bei genauerer Untersuchung, die Fettwulst fühlte sich auch ein wenig komisch an, stellte ich fest, es war nur eine Nacktschnecke, die mal ein Stück mitfahren wollte. In der Nacht hatte es wohl geregnet und die Schnecken waren auf Wanderschaft. Ich entfernte das ekelhafte Vieh und war erleichtert, dass am Rad nichts kaputt war.

*

Eine Stunde später fuhr ich erneut ins Freibad. Diesmal passte ich auf. Plötzlich kam mir ein Marsmensch entgegen. Er trug eine kurze Radlerhose, dazu eine Warnweste und Kampfstiefel. Auf dem Kopf hatte er einen Motorradhelm. Und das bei gefühlten 30 Grad Hitze. Ich bekam fast einen Kreislaufkollaps als ich mir den Dunst unter seiner Haube vorstellte. Und ich wünschte mir, niemals anwesend zu sein, wenn er die Stiefel auszog.

Als ich später das Freibad verließ und die Treppe hochging erschrak ich. Mein Fahrrad war weg. Ich dachte: nun ist es tatsächlich geklaut worden. Als ich den Ausgang erreichte sah ich, dass mein Rad auf der linken Seite geparkt war. Jemand musste es hinübergeschoben haben. Oder hatte ich am Morgen den falschen Parkplatz genommen. Verwirrt fuhr ich nach Hause.

*

Es war schon fast dunkel, trotzdem herrschte auf dem Radweg ziemlich Betrieb. Da es ein gemeinsamer Fuß- und Radweg ist, waren auch etliche Fußgänger unterwegs. Als diese meine Klingel hörten, drehten sie sich um, traten zur Seite, guckten entgeistert mein Bike an und ließen mich passieren.

Doch dann sah ich zwei Fußgänger vor mir. Sie liefen nebeneinander. Der Eine hatte einen dicken Karton unter dem Arm, der noch ein ganzes Stück links hervorstand. Der Andere hatte eine Angelrute in der Hand, die nach rechts herausragte. Er telefonierte auch noch mit dem Handy. Ich klingelte und wollte links vorbeifahren. Da machte der mit dem Karton einen Schritt nach links. Ich dachte schon, der wollte mich vom Rad holen. Da grölt er mir ins Ohr: >>Dankeschön! Man kann wenigstens mal Danke sagen!<< Der andere maulte: >>musst halt klingeln.<< Am liebsten hätte ich den Beiden den Stinkefinger gezeigt, aber ich wusste nicht, wie gut sie zu Fuß sind und wie schnell ich noch fahren konnte. Also fuhr ich einfach weiter.

Am Sonntagmorgen wollte ich wieder ins Freibad. Dabei kam ich an einer Tankstelle vorbei. Da konnte ich noch schnell einige Brötchen mitnehmen. Einige Jammergestalten schlurften durch die Reihen der Zapfsäulen dem Verkaufsraum entgegen. Ein krachender Furz schepperte unter dem Hallendach der Tankanlage, bevor sein Verursacher den Verkaufsraum betrat. Er schwenkte gleich nach links zum Kühlregal mit den Bierbüchsen. An der Kasse standen etwa 20 Leute. Keiner hatte getankt. Alle wollten Brötchen kaufen.

Heimlich wurde hinter dem Hundefutterregal die erste Dose Bier gezischt und anschließend die leere Büchse zwischen dem Hundefraß deponiert.

Ich schaute wieder nach der Kasse. Dort standen immer noch 12 Leute. Nun bediente ich mich selbst. Zwei Käsesticks, eine Minisalami und eine eingeschweißte Frikadelle verschwanden in meinem Bauch. Selber schuld, wenn die nicht mehr Leute einstellen.

Der Kerl mit der Bierbüchse klemmte sich die letzte Zigarette zwischen die aufgesprungenen Lippen und zückte sein Feuerzeug. >>Halt, hier dürfen sie nicht rauchen<<, rief der Mann an der Kasse. >>Halts Maul<<, sagte der Typ und drückte dennoch die kaum angerauchte Kippe am Regal aus. Dann warf er sie ins Kühlregal.

Inzwischen waren nur noch 3 Leute an der Kasse. Nun kam ich dran: >>4 Packungen Zigaretten, 6 kleine Feiglinge, Bild und die Plüschratte, die immer piept, wenn man vorbeilatscht.<< Der Kassierer: >>macht alles zusammen 49,90.<< Ich gab ihm 50 Euro und sagte: >>für den Rest kannste mir Rauchfleisch einpacken.<< Als ich das Freibad erreichte dachte ich: Scheiße, jetzt habe ich die Brötchen vergessen.

*

Eines Tages fuhr ich auf eine Baustelle zu, direkt an einer Kurve. Die Kurve war ziemlich eng und von den Baustellenfahrzeugen zugestaubt. Ich drosselte also meine Geschwindigkeit. Plötzlich sah ich im Rückspiegel einen Radler mit einem Rennrad. Dem ging alles zu langsam und er zog elegant an mir vorbei. Er verlor, wie zu erwarten, auf der Staubschicht die Kontrolle über sein Rad. Es gab ein quietschen und scheppern und er saß mit seinem Hintern im Sand neben der Straße. Sein Rennrad lag, offenbar unbeschädigt, einen Meter neben ihm. Fröhlich pfeifend fuhr ich langsam vorbei. Wenige Minuten später überholte er mich erneut. Diesmal aber bedeutend vorsichtiger.

*

Gut gelaunt kam ich in die Innenstadt. Ich befand mich auf der Vorfahrtsstraße, als aus der rechten Nebenstraße ein Kleinlaster herausfuhr und mir die Vorfahrt nahm. Ich wollte gerade Luft holen und los brüllen, da kam aus dem Fahrerfenster ein freundliches: »Halts Maul!« Ich war sprachlos, und das passiert mir nicht oft.

Verärgert fuhr ich weiter, da lief mir eine Tussi ohne zu schauen vors Rad (vom Gehweg auf die Straße). Ich machte eine Vollbremsung, rechts an ihr vorbei, sie erschreckte, machte einen Schritt zurück und fiel mir quasi übers Vorderrad auf den Lenker. Ihre Entschuldigung: »ich habe sie nicht gehört.« Klar, Straßen überquert man ausschließlich nach Gehör – weiß ja jedes Kind. Wenn es mal massenhaft Elektroautos gibt, wird es ein paar Tote mehr auf den Straßen geben.

*

Mitten in der Stadt hielt mich ein hübsches junges Mädchen an und fragte nach meiner Telefonnummer. Überrascht, aber geschmeichelt, gab ich sie ihr. Da drehte sie sich zu ihrer Freundin um und meinte: »siehst du, jetzt habe ich auch die Nummer von einem hässlichen Typen auf meinem Handy. Ist doch gar nicht so schlimm.«

Verärgert fuhr ich weiter und erreichte die Fußgängerzone. Da wurde ich fast von einem VW gerammt, der scharf um die Ecke kam. Ich rief: >>und was ist mit dem Blinker, du Vollidiot?<< Der Wagen hielt an und zwei Personen stiegen aus. Es war eine Zivilstreife der Polizei und die hatten es nun gar nicht mehr so eilig.

Nach einer Ermahnung ließen sie mich ziehen. Nun kam ich an einem Bettler vorbei. Die sieht man alle paar Meter auf dem Boden sitzen. Er deutete auf sein Schild "bin stumm" und bat mich um 1 Euro. Ich hatte gerade einen Metallchip für Einkaufswagen in der Tasche. Den warf ich in seine Büchse. Als ich weiterfuhr hörte ich ihn meckern: >>verdammte Scheiße.<<

*

Als ich mein Ziel, den Supermarkt, erreichte, sah ich auf dem Parkplatz einen jungen Mann mit einem Fahrradkinderanhänger, angehängt an ein Damenrad. Er verstaute gerade seinen Rieseneinkauf in dem Anhänger. Auf meine Frage, wie viel Gewicht der Anhänger maximal verkraftet, kam die spontane Antwort: >>6 Kisten Bier und Grillkram für 12 Personen.<< Und: >>das kriegst du in deinen Rucksack nicht rein, wetten?<< Ich antwortete: >>und du bist sicher, dass 6 Kisten Bier für 12 Personen ausreichen?<<

Unterwegs fuhr ich durch eine Einbahnstraße — gegen die Fahrtrichtung. Als Radler durfte ich das. Ein Auto kam mir entgegen. Der Fahrer bremste und schrie aus dem Seitenfenster: >>ja, san mer heit bleeed?« Es war ein Österreicher. auch noch ein Wiener. Ich fuhr neben ihn und fragte: »kennen sie das schönste Autokennzeichen von Österreich?« Er meinte: »Na«. Ich sagte: »das ist ein M.« Der Österreicher überlegte und meinte: »bei uns gibt's koa M.« Ich sagte: »doch, das ist ein Wiener, der auf dem Dach liegt.« Und fuhr weiter.

*

Als ich auf dem Radweg zurückfuhr, war es schon dunkel. In der Ferne sah ich ein Licht näher kommen und machte Platz, um den vermeintlichen Radfahrer vorbei zu lassen. Ich staunte nicht schlecht, als mich ein Skifahrer (mit Rollenski) mit einer Lampe auf dem Helm passierte. Ich konnte nur noch verdattert ein "Ski-Heil" hinterher rufen, da war er auch schon vorbei gesaust.

Am nächsten Tag, ich war schon früh unterwegs, fing es beim Treten der Pedale leise an zu quietschen. Schön gleichmäßig. Ich habe immer Schiss vor diesem quietschen oder knarren und dachte, jetzt muss ich das ganze Rad auseinander nehmen. Wenige Sekunden später fand ich das Problem. Die Gummisohle meiner neuen Schuhe quietschte, wenn sie an der Kurbel entlang schliff. Diese Schuhe trug ich nun nicht mehr beim Radfahren.

*

Unterwegs fuhr vor mir ein älterer Herr, mit einem ebenso alten Fahrrad. Überholen war nicht möglich. Er hatte auf dem Gepäckträger ein Bündel Holzlatten, die links und rechts je einen halben Meter herausstanden. Ich benutzte meine Glocke - keine Reaktion. Ich klingelte nochmal – wieder keine Reaktion. Dann rief ich laut Voooorsicht! Und kurz danach Wegdaaa! Da drehte er sich um und meinte: >>musst halt klingeln.<< >>Hab ich doch mehrfach<<, rief ich. >>Musste halt lauter klingeln, ich hör doch schlecht<<, meinte er.

Eben weil mir das Vooorsicht und Wegdaaa auf die Nerven ging, hatte ich mir ja eine Klingel zugelegt. Da bin ich ein echter Außenseiter, denn 98% der Radfahrer haben keine Klingel. Warum? Weiß der Teufel. Vielleicht ist es einfach nicht schick, an ein cooles Bike eine Klingel zu montieren.

Neulich war wieder so ein Schreihals hinter mir auf dem Radweg. Ich fuhr gemütlich vor mich hin. Da schrie der Kerl hinter mir: >>WeääägDaaa!<< Das war so aggressiv, dass mir rausrutschte: >>Schnauze, kauf dir ne Klingel.<< Ich könnte jedenfalls ohne Klingel überhaupt nicht fahren.

*

Als ich in der Ortsmitte an einer Frittenbude vorbeikomme, schmiss mir doch so ein Penner aus einem parkenden Lieferwagen seine angefressene Portion Pommes an den Schädel. Nun überlegte ich, ob ich mir nicht doch einen Schutzhelm mit tiefem Visier (bis zum Kinn) besorgen sollte. Ist ja ekelhaft, was da so alles durch die Luft segelt.

Auf einer Landstraße fuhr ich zurück. Vor mir trottet ein großer Hund die Straße entlang. Vorsichtshalber bremste ich ab. Plötzlich kam von Hinten ein Porsche angeschossen und machte das arme Vieh platt. Der Porschefahrer hielt an und stieg aus. Er entschuldigte sich, zog 500 Euro aus der Tasche und fragte: >>genügt das?<< Ich nahm das Geld und sagte: >>in Ordnung.<< Der Porschefahrer fuhr erleichtert weiter. Auch ich stieg wieder aufs Rad und fuhr los. Nachdenklich blickte ich zu dem toten Hund zurück und dachte: wem der wohl gehören mag?

*

Schließlich erreichte ich meinen Ort und kam an der Metzgerei vorbei. Es war die einzige, die wir noch hatten. Plötzlich warf ein Junge einen Stein nach mir und rannte davon. Der Stein flog haarscharf an meinem Kopf vorbei. Ich hielt sofort an und rannte in die Metzgerei. Wütend schrie ich den Metzger an: >>auf der Straße hat ihr Sohn einen Stein nach mir geworfen und mich fast getroffen.<< Der Metzger legte bedächtig sein Hackebeil auf die Seite: >>er hat Sie nicht getroffen?<< >>Nein<<, schrie ich, >>es ging knapp daneben.<< >>Dann war es nicht mein Sohn<<, meinte der Metzger, griff nach seinem Hackebeil und schlug weiter auf den Fleischbrocken ein.

Wütend fuhr ich nach Hause. Ein Nachbar stand vor seinem Auto und starrte auf eine Beule auf seinem Kofferraum. Ich war gerade in der richtigen Stimmung und sagte: >>wenn du fest in den Auspuff hineinbläst, geht die Beule raus.<< Der Nachbar, der nicht gerade der hellste war, kniete sich hinter seinem Auto nieder und blies kräftig in den Auspuff.

Aber die Beule verschwand nicht. Da kam auch noch der Ortspolizist dazu und fragte neugierig: >>was machen Sie denn da?<< Der Nachbar keuchend: >>ich blase in den Auspuff, damit die Beule rausgeht, aber es funktioniert nicht.<< >>Kein Wunder, dass das nicht funktioniert<<, meinte der Ortspolizist, >>ihr Schiebedach ist ja noch offen.<< Leise verdrückte ich mich.

*

Am nächsten Tag, es war kein Badewetter, machte ich eine kleine Radtour. Ich kam an einem großen Grillplatz vorbei. Links und rechts vom Weg standen überall Autos. Auf dem Weg liefen etliche Angetrunkene herum. Sicher waren auch ein paar Besoffene dabei. Ich klingelte mehrmals und alle torkelten nach rechts. Das war schön anzusehen. Ich hatte freie Bahn und wollte vorbeifahren. Da sprang mir so ein Vollidiot fast vors Rad. Ich konnte gerade noch ausweichen und vorbeiziehen. Aber es war schon knapp. Da schrie der Kerl auch noch: >>eeeyyy, schmeiß dein Rad weg und kauf dir nen Tretroller, du Arschlöcher.<< Ich trat voll auf die Bremsen und wollte schon auf den Kerl losgehen. Da kamen auch schon seine Freunde heran und meinten: >>er hat das nicht so gemeint, fahr weiter.<< Da sie deutlich in der Überzahl waren, befolgte ich den Rat. Aber während der Weiterfahrt hatte ich eine Mordswut im Bauch.

*

Auf dem Rückweg fuhr ich lieber wieder auf dem Radweg. Von der Begegnung mit den Betrunkenen hatte ich genug. Da wurde ich auch noch von einer Kinderwagen schiebenden Frau angepöbelt, weil ich mit dem Rad auf dem Radweg fuhr. Ich verstand nicht genau was sie meinte, ich hörte nur die Worte "Rasende Idioten" und "Kinder" heraus. Kurz zuvor hatte ich noch einen Hundebesitzer angepöbelt, weil ich wegen seinem Viech eine Notbremsung einleiten musste. Der lief ohne Leine auf dem Radweg. Die beiden gehörten wohl zusammen. Und weil der Typ sich nicht wehrte, musste seine Alte eingreifen und mich ankeifen. Jetzt war ich erst recht angefressen und fuhr weiter.

Am Ortseingang war eine Gaststätte mit Tischen und Stühlen im Freien. Ich setzte mich an einen leeren Tisch und trank ein Bier. Als ich damit fertig war – ich hatte es eilig – legte ich 10 Euro auf den Tisch und stieg auf mein Rad. Da kam der Wirt herausgelaufen und rief: >>na, so was, gibt 10 Euro Trinkgeld und zahlt sein Bier nicht!<<

Die Straße, an der ich wohne, führt an einem Supermarkt vorbei, direkt zu einer Kreuzung. Überall sind parkende Autos, so kann man die Kreuzung schlecht einsehen. Außerdem parken vor dem Supermarkt auch immer wieder Lieferanten mit ihren Lastwagen, mitten auf der Straße. Nun kam ich mit meinem Rad langsam angefahren, sah nach links und rechts, nach vorne und hinten. Für einige Sekunden war frei und ich konnte über die Kreuzung fahren. Da tappt doch so ein Dösbartl mit zwei Einkaufstüten aus dem Supermarkt und läuft rückwärts über die Straße. Meine Klingeln hörte er wegen seinem Walkman nicht. Bei diesem Supermarkt laufen die Fußgänger immer wieder über die Straße, ohne zu gucken. Vielleicht sind sie noch geschockt, von den Lebensmittelpreisen. Eine andere Erklärung habe ich nicht. Trotzdem passiert hier sehr wenig, weil die Autofahrer nur im Schritttempo vorbeifahren können.

*

Am nächsten Tag wollte ich gerade losfahren, da sah ich den Briefträger bei den Häusern gegenüber. Da konnte ich ja noch zuerst in den Briefkasten schauen. Als ich ihn öffnete war meine Post ganz feucht und der Briefkasten war voller Pisse. Da fiel mir ein, dass in der Nacht ein paar Betrunkene auf der Straße randaliert hatten.

Als ich die Straße hinunterfuhr, hörte ich jemanden meinen Namen rufen. Ich blieb stehen und drehte mich neugierig um. Es war ein Mann, der seinen Hund gerufen hatte.

Unterwegs traf ich einen alten Bekannten. Er hatte ein Gipsbein. Ich fragte kurz: »Mountainbike, Downhill?« Er antwortete ebenso kurz: »nein, Stammkneipe, Barhocker.«

*

Am Mittag traf ich zwei Bekannte, Fritz und Werner. Sie waren auch mit den Rädern unterwegs. Ich fragte, wohin sie unterwegs sind? Werner antwortete: »wir fahren zum Kopfgärtner (Friseur).« Ich dachte, nötig haben sie es ja, und fuhr weiter. Am nächsten Tag dasselbe Bild. Wieder waren beide unterwegs. Ich fragte: >>wohin geht's denn heute?<< Wieder kam die Antwort, diesmal von Fritz: >>wir fahren zum Friseur.<< Ich dachte, zweimal hintereinander zum Friseur? Na, ja, wer's nötig hat. Und fuhr weiter. Am dritten Tag sah ich die Beiden wieder. >>na, geht's wieder zum Friseur?<<, fragte ich. >>Ja<<, riefen beide einstimmig und fuhren los.

Jetzt wurde ich doch neugierig. Beide hatten lange Haare und waren seit einem halben Jahr bestimmt nicht beim Haareschneiden. Außerdem geht man 1-mal im Jahr oder 1-mal im Monat zum Friseur, aber nicht jeden Tag, Mit großem Abstand fuhr ich hinterher. Bald erreichten die Beiden ihr Ziel. Sie hielten tatsächlich vor einem Friseursalon und stellten ihre Räder ab. Dann gingen sie durch eine Tür, neben dem Salon. Als ich das Geschäft erreichte sah ich, dass neben dem Friseur eine kleine Wirtschaft war, der "Schluckspecht". Jetzt war mir alles klar. Immer, wenn die Beiden zum Saufen fuhren, sagten sie: wir gehen zum Friseur.

*

Als ich in der Stadt unterwegs war, hörte ich beim Schalten plötzlich ein knacken. Immer wenn ich auf den ersten Gang schaltete, machte es knack knack knack. Das Geräusch beunruhigte mich und ich fuhr vorsichtshalber wieder zurück. Am nächsten Tag wollte ich in die Werkstatt um den Schaden zu reparieren. Auf der Hinfahrt war kein Geräusch zu hören. Ich wusste nicht, ob ich lachen oder weinen sollte und drehte um. Auf dem Rückweg machte es plötzlich wieder knack knack knack. Inzwischen hatte ich mich aber daran gewöhnt und beachtete es nicht mehr. Irgendwann würde es von alleine wieder aufhören.

Am Abend wurde ich dann noch von einem Ordnungshüter angehalten. Er sagte: »bei Ihrem Fahrrad ist das Licht nicht in Ordnung, das macht 10 Euro, sind sie einverstanden?« »Na, klar«, sagte ich, »in der Werkstatt hätte ich dafür bestimmt 50 Euro bezahlt.«

*

# HEUTE

Die Hundstage kennen wir aus dem Kalender. Aber für Radfahrer gibt es manchmal auch Hundetage. So einen Tag hatte ich heute.

Ich war auf dem Radweg unterwegs. Vor mir stand am Wegesrand eine Dame mit einem Pudel. Der Hund war sogar angeleint. Vorsichtig fuhr ich langsam links vorbei. Da rannte mir das Mistvieh genau vor mein Vorderrad. Ich musste scharf bremsen, sonst hätte die Dame nun zwei Pudel gehabt. Anstatt sich zu entschuldigen, beschimpfte sie mich. Nächstes Mal bremse ich nicht mehr.

Kaum war ich einige Meter gefahren, da wurde ich von einem kleinen weißen Hund angekläfft. Er hatte riesige Ohren und ein Halstuch. Eine französische Bulldogge. Die Leine war quer über den Weg gespannt. Der Hund links und die Dame am anderen Ende der Leine rechts. Als ich protestierte, schaute sie brüskiert hoch, zog den Hund nach rechts und maulte mir hinterher.

Nach einigen Kilometern wollte ich eine Pause machen, da kommt aus dem Gebüsch ein Mops angerannt und pisste mir ans Rad. Nun hatte ich die Schnauze voll für heute.

*

Am nächsten Tag hatte ich in der Südstadt zu tun. Eine gefährliche Gegend für Fahrräder. Ich fand eine Stelle, an der mehrere Räder abgestellt waren und parkte meines dazu. Trotzdem hatte ich ein ungutes

Gefühl. Die Räder waren alle ziemlich alt und unscheinbar. Wenn eines geklaut würde, dann sicher meins. Als ich nach einer halben Stunde zurück kam, gab es eine kleine Sensation. Mein cooles Bike war noch da. Sogar der Tacho war noch an seinem Platz. Voller Freude fuhr ich zurück. Als mir an einer Kreuzung ein Taubenvieh ins Gesicht flatterte, verging meine Freude auch gleich wieder.

Schließlich kam ich an einen Kreisverkehr. Ich wartete, bis ich ungefährdet hineinfahren konnte. Da sah ich im Kreisverkehr einen Lastwagen mit offener Ladefläche. Der Fahrer hatte Wasserflaschen (fassähnlich) geladen und flog mit quietschenden Reifen um die Kurve. Dabei verlor er einen Teil seiner Ladung. Das störte ihn aber nicht, oder er hatte es nicht bemerkt. Er fuhr einfach weiter.

Aber eine von den Riesenflaschen kam in einem Affenzahn auf mich zugerollt. Ich stand da mit offenem Mund und wie versteinert. So überrascht war ich, dass ich nicht reagierte. Kurz vor dem Einschlag, ich schloss bereits die Augen, prallte die Flasche gegen einen Begrenzungspfosten und blieb liegen. Puuh, Glück gehabt. Diesen Tag vergaß ich so schnell nicht.

*

Am nächsten Tag war ich wieder auf dem Radweg unterwegs. Ich war noch in Gedanken versunken. Plötzlich startet links neben mir auf der Wiese laut krähend eine junge Krähe. Dann fiel ihr aber ein, dass sie doch noch nicht richtig fliegen konnte und sie machte wie ein Albatros auf dem Radweg eine Arschlandung. Knapp 10 cm vor meinem Vorderrad rutschte sie vorbei. Nun war ich hellwach.

Vor mir sah ich zwei Jugendliche auf dem Radweg fahren. Ich klingelte und die beiden gingen auseinander. Einer fuhr nun links und der Andere rechts. Ich fuhr mitten durch. Da ruft mir der eine hinterher: »heee du Aaarrrsssschlooooch.« Ich beachtete ihn nicht und fuhr weiter. Da rief der Typ: »eeeyy komm mal her.« Nun stieg ich voll in die Eisen und drehte mich um: »hast du ein Problem?« Sein Freund schaute zur Seite, als ginge ihn das alles nichts an. Nun verließ den Krakeeler der Mut und er radelte schnell weiter. Das war das erste Mal, dass ich über meine 95 Kilo froh war.

*

Auf der Rückfahrt hatte ich mal wieder positiven Hundekontakt. Ich fuhr einen schönen geraden asphaltierten Radweg entlang, hatte sogar leichten Rückenwind, alles prima. Da sah ich in einiger Entfernung einen Hundebesitzer mit einer großen Dogge. Die Dogge jagte auf der Wiese herum. Der Besitzer sah mich, pfiff und rief seinen Hund zu sich. Der gehorchte tatsächlich vorbildlich. Ich fuhr vorbei, sagte "Danke" und gab Gas. Es ging nun leicht bergab.

Plötzlich hörte ich wieder das Pfeifen und Rufen, diesmal klang es etwas panisch. Auf einmal rannte der Riesenköter neben mir, ganz locker bei 30 km/h. Er zeigte keinerlei Aggressionen, sondern lief einfach neben mir her. Ich trat nun richtig in die Pedale um noch schneller zu fahren. Auf einmal machte der Köter eine Vollbremsung und eilte zurück zu seinem Herrchen, das noch immer pfeifend und rufend zu hören war. Der Hund wollte mir nur kurz zeigen, wer der Schnellere war, nämlich er.

Nach einigen Kilometern kam plötzlich eine scharfe Kurve. Kurz vor der Kurve kam mir einen Tussi auf einem Sportrad entgegen. Sie hob die Hand und schrie "Schwein". Ich war nicht verlegen und rief zurück "Schlampe". Dann fuhr ich flott in die Kurve und donnerte fast in ein Schwein, das mitten auf dem Radweg stand.

*

Am nächsten Tag musste ich in die Innenstadt durch die Fußgängerzone. Weil ich keinen Ärger wollte, stieg ich ab und schob mein Fahrrad. Da brauste ein junges Mädchen an mir vorbei und rief: >>he Alder, kannste nich fahren oder was? Zu doof?<< Als ich mein Rad um die nächste Ecke schob stand sie dort und erklärte einem Polizisten kleinlaut, warum sie nicht abgestiegen war. Irgendwie tat mir die vorlaute Göre Leid, aber ich freute mich trotzdem.

Als ich die Fußgängerzone verließ und endlich wieder fahren durfte hörte ich plötzlich bei jeder Kurbelumdrehung ein merkwürdiges Knacken. Ich sah mich schon auf einer nervtötenden Fehlersuche im Tretlager, bei den Pedalen, oder gar im Rahmen. Da fand ich auch schon die Ursache. Das untere Ende vom Reißverschluss meiner Jacke schlug bei jedem Tritt gegen das Oberrohr.

Auf dem Heimweg hatte ich wieder ein Hundeerlebnis. Ich fuhr um eine Kurve. Der Weg war bewachsen mit hohen Büschen und ich konnte nicht sehen, was hinter der Kurve kam. Dann erschrak ich, da kam eine Frau mit zwei großen, nicht angeleinten Hunden. Ich bremste sofort ab. Einer der Hunde ergriff die Flucht. Der andere war mutiger und kam ganz neugierig auf mich zu. Er schnüffelte an meinem Hinterrad, dann hob er ein Bein und pinkelte an den Reifen. Die Besitzerin kam ganz aufgelöst zu mir und entschuldigte sich. Dann rief sie ihren 50 Meter entfernt wartenden zweiten Hund. Der machte keinen Anstalten zurückzukommen. Die Besitzerin sagte zu mir: >>mein Tobi hat panische Angst vor Radfahrern, bitte fahren sie nicht weiter, sonst rennt er noch über die Hauptstraße nach Hause.<< Ich hatte Verständnis und wartete, während die Besitzerin weiter erfolglos nach ihrem Tobi rief. Der machte keine Anstalten zurückzukommen. Nun wurde es mir zu dumm und ich sagte der Dame, dass ich zurückfahre und einen anderen Weg wählen würde.

*

Kaum war ich auf dem anderen Weg (Rad/Fußweg) kamen mir Mutter, Tochter und Kinderwagen entgegen. Sie signalisierten mir deutlich, dass es ihnen scheißegal ist, ob für mich noch Platz da ist. Ich konnte also nur durch die Pfütze daneben oder über die Wiese fahren. Ich entschied mich dann für die Pfütze. Das war den beiden nun auch nicht recht und von hinten kam Gezeter und wütendes schimpfen. Manchen Leuten kann man aber auch nichts recht machen.

Als ich nur noch 5 Minuten von zu Hause entfernt war, kam ich an eine leichte Rechtskurve, die von einer Mauer begrenzt war. Auf der Mauer saß eine Katze, die ich vorher nicht gesehen hatte. Anstatt einfach sitzen zu bleiben, rannte das Tier bei meiner Vorbeifahrt panisch los und zwar genau in meine Fahrspur. Wäre ich etwas langsamer gewesen, wäre sie genau unter mein Hinterrad geraten. Mit vermutlich sehr geringen Überlebenschancen, da ein Großteil meiner 95 kg darauf lastete. Die Leute sollten anstatt ihrer Katzen doch lieber ihre Elefanten raus lassen. Die sieht man wenigstens rechtzeitig.

*

Grundsätzlich ist das Fahren mit dem Fahrrad auf dem Gehweg verboten. Es herrscht allgemein die Meinung, dass Kinder bis zum Alter von 8 Jahren auf dem Gehweg fahren dürfen. Dies ist so nicht ganz richtig. Kinder unter 8 Jahren dürfen nicht am Straßenverkehr teilnehmen. Sie müssen deshalb auf dem Gehweg fahren. Zwischen dürfen und müssen ist ein großer Unterschied.

Natürlich halten sich Kinder nicht an Regeln und fahren trotzdem auf der Straße, was verständlich ist. Warum allerdings Erwachsene in der Innenstadt permanent auf den Gehwegen unterwegs sind, ist unverständlich.

In der Fußgängerzone ist Radfahren nicht erlaubt. Radfahrer sollen dort ihr Rad schieben. Nach der

Devise: wer sein Rad liebt – schiebt. Keiner hält sich daran.

In den Eingängen zum Stadtgarten sind Schilder: Radfahrer absteigen. Die Radfahrer halten sich nicht daran und gefährden dadurch freilaufende Hunde. Was wiederum nicht so schlimm ist, da diese allerdings angeleint sein müssten.

Überhaupt gibt es in der Innenstadt immer mehr Schilder mit der Aufforderung "Radfahrer absteigen". Das nervt doch ziemlich. Vielleicht treffe ich auch mal auf ein Schild mit der Aufforderung "Auto bitte schieben".

*

Am nächsten Morgen hörte ich im Radio den Wetterbericht. Plötzlich rief der Radiosprecher: >>Es ist Frühling. Schluss mit der Moorhuhnjagd. Ab ins Auto, die Radfahrer sind wieder unterwegs.<<

Inzwischen konnte ich mit dem neuen coolen Bike ganz gut umgehen und traute mir auch größere Touren zu. So 10 bis 15 Kilometer. An einem Sonntag brach ich zur ersten Tour auf. Ich wollte in den nächsten Ort der ca. 8 Kilometer entfernt war. Ein schöner Radweg führte dahin. Kaum hatte ich die Ortsgrenze verlassen kam mir auf dem Radweg eine kleine französische Bulldogge entgegen. Im Maul hatte sie einen Stock, nein schon mehr einen Baum. Der ging quer über den Weg. Alles was entgegenkam, ob Fußgänger oder Radler, musste auf die Wiese ausweichen. Hatte ihn überhaupt nicht gestört.

Unterwegs kam ich an einen Kurve, die man nicht einsehen konnte. Deshalb klingelte ich vor der Kurve, um auf mich aufmerksam zu machen und fuhr langsam um die Ecke. Tatsächlich sah ich dahinter folgendes Bild. Vater, hatte das Klingeln gehört, ging rechts an die Seite und rief: >>komm mal hier rüber, Radfahrer!<< Mutter, hatte auch das Klingeln gehört, ging links zur Seite und rief: >>komm mal hier rüber, Radfahrer!<< Dazwischen ein kleines Mädchen auf einem Fahrrädchen. Augen zu Papa, Lenker zu Mama, anhalten. Perfekt. Nun stand das Rad so quer zum Weg, dass dieser aber wirklich zu 100 Prozent blockiert war. Das Mädchen guckte hilflos von Papa zu Mama. Denen war das unangenehm. Ich lachte herzlich und fuhr weiter.

Nach einer halben Stunde hatte ich mein Ziel erreicht. Da inzwischen immer mehr Radfahrer auf dem Radweg unterwegs waren nahm ich für den Rückweg die Hauptstraße. Zwischendurch machte ich mal Pause, legte das Rad am Straßenrand nieder und setzte mich an das Ufer der Nagold. Ich hatte die Welt um mich herum komplett vergessen und starrte gedankenverloren auf den Fluss. Da kam ein Auto mit heruntergelassener Scheibe vorbei und der Beifahrer schrie in voller Fahrt raus: >>biste hingefallen! Ha ha, selber schuld.<< Ich konnte nur Hää stottern, da waren die Kerle auch schon vorbeigerauscht.

Nun wechselte ich doch wieder auf den Radweg. Inzwischen war es schon dunkler geworden. Nach knapp einer Stunde hörte ich auf die Radler zu zählen, die gerade ohne Licht und mit dunklen Klamotten unterwegs versuchten, Selbstmord zu begehen.

Es gibt ja Leute, die finden Licht am Fahrrad völlig uncool. Wahrscheinlich lieben sie das Risiko. Aus diesem Grund fahren sie auch bei Dunkelheit und ohne Licht auf der "falschen" Seite. Und oft auch bei Rot über unübersichtliche Kreuzungen. Um auch noch den letzten Kick zu bekommen tarnen sie sich mit dunkler Kleidung. Das treibt den Nervenkitzel noch höher. Als Krönung liefern manche Radler auch noch eine Showeinlage und fahren einhändig oder gar freihändig. Dann haben sie auch beide Hände frei, um wütend hupenden Autofahreren, die gerade eine Vollbremsung gemacht haben, zwei Stinkefinger zu zeigen. Hier möchte ich klarstellen, zu diesen Typen gehöre ich nicht. Mit meinem Bike ist es nicht möglich freihändig zu fahren. Und wenn es notwendig ist, dann zeige ich nur einen Stinkefinger.

*

Ich war an dem Abend nun fast zu Hause, da wurde ich von einem Mitglied des Ordnungsamtes aufgehalten. Da ich eine ziemlich helle Lampe am Lenker habe, dachte ich, die quatschen mich jetzt voll und ich bin 10 Euro los. Tatsächlich sagt der Ordnungshüter: »Guten Abend, ihre Lampe ist ja ziemlich hell.« Ich antwortete: »ja, ist ja auch Sinn und Zweck.« Der Ordnungshüter: »könnten sie mal da rüber fahren (zeigt auf einen Grünstreifen) und leuchten, meine Kollegin hat ihren Schlüssel verloren.<< Den fanden wir dann dank meiner Leuchte auch schnell und es gab noch ein dickes Danke von den Ordnungshütern.

Gut gelaunt radelte ich weiter, dicht an der Nagold entlang. Plötzlich flog ein Reiher hoch, als ich auf seiner Höhe war. Den hatte ich wohl aufgeschreckt. Aber er mich auch. Ich bin fast vom Rad gefallen und in der Nagold gelandet.

*

Inzwischen haben auch die Roller auf den Straßen zugenommen. Besonders die Jugendlichen fahren damit. Die Dinger machen zwar einen Mordskrach sind aber nicht schnell. Unfrisiert kommen sie etwa auf 30 km/h. Für einen geübten Radfahrer also kein Problem, einen unfrisierten Roller abzuhängen.

So stand ich mit dem Rad an einer Ampel. Neben mir ein Fuzzy mit einem alten Roller. Die Ampel wurde grün und wir gaben beide Gas. Dem würde ich es zeigen. Auf einmal hörte ich ein lautes Klonk und der Roller war nicht mehr neben mir. Als ich mich umschaute, sah ich, dass sein Auspuff abgefallen war. Ich grinste vor Schadenfreude und fuhr gemütlich weiter.

*

Ich habe mich ja schon oft über die Bürgersteigfahrer geärgert. Aber heute machten sie mir mal Freude. Als ich so gemütlich die Straße entlang radelte, sah ich, wie sich zwei Bürgersteigfahrer gegenseitig umnieteten. Ich bin ja nicht schadenfroh, aber das war nun doch ein herrlicher Anblick.

Einmal hatte ich mich auf dem Land verfahren. Eine zufällig vorbeikommende ältere Dame fragte ich nach dem Weg. Sie erklärte mir ausführlich wohin ich fahren musste und ich radelte weiter. Zwei Stunden später machte ich in einer Ortschaft halt, um etwas zu trinken. Da läuft plötzlich die alte Dame mit einem freundlichen "N'Abend" an mir vorbei. Ich glaube, an dem Tag bin ich im Kreis gefahren.

*

Einmal fuhr ich den Mühlberg herunter. Ein ziemlich steiles Stück. Unten stand ein Wanderer mit einem Fotoapparat. Er trat mir in den Weg und ich musste anhalten. Ich dachte, was will der jetzt von mir, ich habe doch nichts falsch gemacht? Aber er fragte ganz nett: »kannst du nochmal herunterfahren, ich will ein Foto machen, sonst glaubt mir das niemand.« Nett, wie ich nun mal bin, schob ich meinen Cruiser den Berg hinauf und fuhr nochmal runter. Hinterher dachte ich, eigentlich bin ich doch blöd.

*

Weniger schön war die nächste Begegnung mit einem Wanderer. Ich fuhr auf einem Weg in die Stadt. In etwa hundert Meter Entfernung sah ich einen Wanderer. Der hatte da nun wirklich nichts zu suchen. Erst ging er am Rand des Weges. Als er mich sah, trat er genau in die Mitte und machte sich extra breit. Ich hätte anhalten und absteigen müssen. Nun fing er an zu schreien: »verpiss dich auf deinen Radweg, wo du hingehörst.« Ich fuhr weiter auf ihn zu und rief: »wääägdaaa.« Er blieb aber stehen und hob drohend seinen Stock. Ich wich elegant aus und fuhr um ihn herum. Dabei zeigte ich ihm den Vogel. Hinterher dachte ich, eigentlich hatte er ja Recht und wechselte auf den Radweg.

Nach wenigen Minuten sah ich vor mir, mitten auf dem Radweg, einen Fußgänger mit Hund. Der Hund saß auf dem Radweg und machte einen krummen Buckel. Links und rechts neben dem Radweg waren Wiesen. Ich rief: »nehmen sie ihren Köter da weg und lassen sie ihn in die Wiese scheißen.« Der Kerl schüttelte den Kopf und meinte: »jetzt ist es eh schon zu spät.«

Ich schimpfte weiter auf die Hundebesitzer im Allgemeinen und auf den Kerl im Besonderen. Nun motzte er: »Ihr mit euren Rädern macht doch hier eh nur alles kaputt.« Ich rief zurück: »Sie lassen ihren Hund doch bestimmt auch auf Kinderspielplätze scheißen.« Da tauchte plötzlich seine Frau auf. Die war hinterher gezockelt. Sie rief: »Hugo, reg dich nicht auf, denk an dein Herz.« Hugo dachte nicht daran und schimpfte weiter. Nun kamen auch noch ein paar Jogger vorbei und blieben stehen. Es bildete sich sofort eine Menschentraube. Nun wurde es Hugo doch mulmig und er entschuldigte sich. Am Ende meinte er noch: »und jetzt hau endlich ab.« Er wollte wohl vor seiner Frau den Dicken Max machen. Ich ließ ihm seinen Spaß und fuhr weiter, damit ich noch vor den Joggern blieb.

*

In der Innenstadt musste ich an einer roten Ampel anhalten. Ein Fußgänger, der ebenfalls Rot hatte, latschte einfach über die Straße. »Sind Sie lebensmüde«, schrie ich, »warum gehen Sie bei Rot?« Der Mann schlug sich an die Stirn: »ach, ich Trottel, verzeihen Sie, das ist eine dumme Angewohnheit, ich bin Fußballer.«

Am nächsten Tag musste ich mit dem Rad in die Werkstatt. Die Werkstatt lag in einem verrufenen Stadtteil. Ich war noch keine Minute in dem Stadtteil, da sah ich schon die ersten Tretminen. Diese lagen mitten auf dem Gehweg. Einige waren fast so groß, wie Einfamilienhäuser.

Aus einem Haustor kam ein gelangweilter Hund getrottet und schnüffelte an meinem Rad. Er schien zu flehen: gib mir bitte einen Tritt, Fremder. Ich hatte Mitleid mit dem Köter, holte aus und verpasste ihm einen kräftigen Tritt in den Hintern. Freudig bellend trollte er sich.

Bald erreichte ich die Werkstatt. Der Mechaniker lief um mein Rad herum und murmelte: »Gott schütze uns vor Sturm und Wind, und Rädern die aus China sind.« Dann fragte er: »wann ist ihr Rad das letzte Mal überholt worden?« »gerade eben«, sagte ich, »von einem Rollator.«

Auf dem Rückweg kam ich an einer Gruppe johlender Kinder vorbei. Ich hielt an und fragte: »Was macht ihr denn da?« Eines der Kinder antwortete sogar: »wir spielen Lügenolympiade. Wer am Besten lügt bekommt den Apfel da.« »Pfui«, sagte ich, »ihr solltet euch schämen. Zu meiner Zeit gab es so etwas nicht. Wir wussten gar nicht, was Lügen ist.<< Da sagte ein Mädchen: >>Los, gebt dem Alten den Apfel. Der lügt am Besten.<<

Ohne Apfel fuhr ich schnell weiter und kam in die Fußgängerzone. Hier musste ich das Rad schieben. Vor mir ging ein Iraker, der wohl ganz frisch als Asylant anerkannt worden war. Er sprach die erste Person an, die er auf der Straße traf: >>Danke lieber Deutscher, dass sie mich in ihrem Land aufgenommen und mir Unterstützung, Unterkunft und Krankenversicherung geboten haben.<< Der Angesprochen antwortete: >>Sie irren sich, ich bin Albaner.<< Der Iraker ging weiter, ich hinterher. Er sprach die nächste Person an: >>Danke dafür, dass sie so ein schönes Land haben.<< Der Angesprochene sagte: >>Ich bin kein Deutscher, ich bin Rumäne.<< Der Iraker ging weiter, sprach die nächste Person an und schüttelte dessen Hand: >>Danke für ihr schönes Land.<< Der Angesprochene hob beide Arme und meinte: >>Ich bin Ägypter, kein Deutscher.<< Nun sah der Iraker eine nette ältere Dame und fragte sie: >>sind sie aus Deutschland?<< >>Nein<<, sagte sie, >>ich bin Türkin.<< Nun drehte sich der Asylant um und fragte mich: >>Wo sind denn all die Deutschen?<< >>Wahrscheinlich arbeiten<<, sagte ich und schob mein Rad weiter.

Vor der Haustür wartete schon ein Nachbar mit seinem Hollandrad. Er zeigte stolz darauf und meinte: >>das ist das neueste Modell. Das kann sogar das

Wetter voraussagen.<< >>Wie soll das denn gehen?<<, fragte ich. Der Nachbar: >>ich lasse es über Nacht draußen. Ist es morgens nass, regnet es. Ist es trocken, scheint die Sonne. Sehe ich es nicht, ist es neblig, oder es wurde gestohlen.<<

Dann sah er, dass ich humpelte und deutete fragend auf meinen Fuß. >>Ich war beim Arzt<<, sagte ich, >>hatte starke Schmerzen im linken Knie.<< >>Und, was hat er gemacht?<<, fragte der Nachbar. >>Mit einem Hämmerchen auf das rechte Knie gehauen<<, sagte ich, >>nun tun mir beide Beine weh.<<

Nun meinte der Nachbar: >>am Wochenende fahre ich an den Bodensee. Da wird mein neues Hollandrad eingeweiht. Ich fahre einmal um den ganzen See herum.<< >>Das habe ich auch schon probiert<<, sagte ich, >>war mir aber zu anstrengend, nach der Hälfte der Strecke kehrte ich wieder um.<<

*

Am nächsten Tag ging es meinen Beinen besser und ich wollte eine kleine Tour machen. Als ich auf dem Radweg, von hinten kommend, eine hübsche Inline-Skaterin überholen wollte, streifte ich die Kleine und fiel voll auf die Fresse. Das war mal wieder Bestätigung dafür, dass unsere sogenannten Radwege maximal als Gassi-Strecken für den Hund zu benutzen sind.

In den Städten sind sie meist viel zu schmal und dienen eher als Parkplatz für bullige Geländewagen, deren Besitzerinnen 4 Stunden beim Frisör sitzen. Gerne schlendern auch frisch verliebte Paare eng umschlungen auf dem Radweg und erweisen sich als taub für jegliche Art von Klingelzeichen. Hat man sich dann erfolgreich um parkende Autos, Frauen mit Kinderwagen und Inline-Skatern herumgeschlängelt trifft man hundert Meter weiter auf abgestellte Mülleimer.

Außerhalb der Stadt ist es nicht viel besser. Durch den zwanzig Jahre alten brüchigen Asphalt drängen sich seltene Pflanzen wie Löwenzahn und Kreuzkraut. Dazwischen glitzern Glasscherben in der Sonne. Alle paar Meter liegen große Matschbrocken, die irgendein Traktor aus seinen grobstolligen Reifen verloren hatte. Fazit: deutsche Radwege sind weitgehend ungeeignet, es sei denn, man befährt sie nach Einbruch der Dunkelheit oder bei strömendem Regen.

*

Auf der Straße ist es nicht viel besser. Im Sommer wurde ich an einer Ampel von einem Lastwagenfahrer belehrt, der einen Kilometer lang nicht überholen konnte, weil ich angeblich meine Knie so weit ausgestellt hatte. »Für alle gibt es Sporthallen, nur für euch Vollidioten nicht«, bellte er aus seinem Führerhaus. Ich antwortete mit einigen heftigen Tritten gegen das Radblech des Ungetüms, verstauchte mir dabei aber nur den großen Zeh. Der Kerl gab beim anfahren dann so viel Gas, dass ich in der Rußwolke fast erstickt wäre.

*

Einmal hatte ich etwas im Rathaus zu erledigen. Ich wollte das Rad vor dem Rathaus kurz abstellen, da kam auch schon ein Wachmann auf mich zu und forderte mich auf, weiterzufahren. »Warum denn?«, fragte ich. »Dies ist das Rathaus, hier gehen die Politiker ein und aus«, sagte der Wachmann. »Das macht doch nichts«, sagte ich, »ich habe das Rad gegen Diebstahl versichert.«

Der Wachmann hatte keinen Humor und erteilte mir einen Platzverweis. Wütend schob ich mein Rad zum Wochenmarkt. Dort wimmelte es von Menschen. Ständig wurde ich angemotzt, weil ich mit meinem Rad im Weg war.

Ein durchgeknallter Marktschreier pries seinen Fische an. Dabei warf er immer wieder geräucherte Forellen und Räucheraale unter die staunende Menge. Eine Forelle flog mir dicht am Kopf vorbei. Nun hatte ich genug vom Markt und verließ den Platz.

Unterwegs kam ich am Parkhotel vorbei. Auf einem großen Schild stand "Heute Kurzseminare". Ich konnte es mir nicht verkneifen, ging zu dem Schild und machte mit einem Filzschreiber aus dem K ein F. Nun stand dort "Heute Furzseminare". Schnell radelte ich weiter.

*

Inzwischen war es mal wieder Sommer geworden. Ich fragte meinen Nachbarn, was er heute vorhat. Er sagte: »Gute Frage. Zu faul zum verreisen, zu dick zum Tanzen, zu hässlich zum Frauen-aufreißen, also was tun, als alleinstehender Versager? Ich gehe ins Freibad.<<

Wo er Recht hat, hat er Recht, ich machte mich ebenfalls auf den Weg ins Freibad. Auf dem Uferweg sah ich zahlreiche Häufchen, verursacht durch Hunde und ihre Besitzer. Ich muss zugeben, ich hatte früher auch mal einen Dackel. Aber da war ich schon froh, wenn er beim Pinkeln nicht auf die Schnauze fiel.

*

Vor mir fuhren drei junge Damen auf ihren Hollandrädern. Pralle Hintern wölbten sich in engen Shorts. Andächtig fuhr ich hinterher. Eine Gruppe Jugendlicher lümmelte sich auf der Mauer. Als ich an ihnen vorbeikam flogen mir plötzlich leere Getränkedosen und leere Flaschen um die Ohren. Ich hatte Mühe, den Geschossen und den Hundehaufen auszuweichen und den Anschluss an die drei Damen nicht zu verlieren. Schließlich erreichten wir gemeinsam das Freibad.

Ich suchte mir in der Nähe der Damen ein nettes Plätzchen auf der Wiese. Weil ich die Augen nicht von den Dreien lassen konnte, legte ich mein Badetuch auf ein Ameisenloch und eine alte Portion Pommes. Dann schmierte ich mich von Kopf bis Fuß mit einer alten pampigen Sonnenmilch ein. Die hatte ich noch vom letzten Jahr übrig. Sofort summten Bienen und Wespen lustig um mich herum.

Fluchtartig verließ ich den Platz und ging ins Wasser. Das Sonnenöl von tausend Badegästen schillerte

auf der Wasseroberfläche und durch meine chlor-
verätzten Augen sah ich die Welt in einem grauen
Schleier.

Als ich zu meinem Platz auf der Wiese zurück-
kehrte, sah ich einen Köter, der meine Schnitzel-
brötchen fraß und anschließend in meine Turnschuhe schiss. Wo der wohl hergekommen sein mag?

Am Nachbarteppich sah ich eine große Kühlbox.
Ich packte den Köter in die Kühlbox und setzte die
Box in die Nagold. Friedlich schaukelnd schwammen
die Beiden davon.

Ich packte meine Sachen zusammen und verließ
das Bad. Als ich zum Fahrrad zurückkam, fehlte die
Luftpumpe und der Rückspiegel war abgerissen. Ich
stieg aufs Rad und dachte: gar nicht so schlecht ein
Besuch im Freibad.

*

Langsam ging der Sommer zu Ende und in den
Supermärkten tauchten schon die ersten Weih-
nachtsartikel auf. Die ersten Buden für den Weihnachtsmarkt wurden aufgebaut. Was heißt hier
Weihnachtsmarkt. Zwei Fischbuden und ein Glüh-
weinstand, dazwischen eine silberne Lamettakette
und schon haben wir unseren Weihnachtsmarkt.

An der Glühweinbude standen einige Typen die
laut Weihnachtslieder grölten. Einer beugte sich
schon mit dem Oberkörper über den Papierkorb.

An jeder Ecke sah man einen Studenten im roten
Fummel und mit weißem Bart, laut Ho-Ho-Ho rufend. Selbst die Fürze stanken nach Spekulatius.

Ein alter Bekannter stand mitten auf dem Platz und fiedelte alte Schlager. Er sah aus wie der "Große Zampano", der Zigeunerhauptmann aus dem Film "La Strada." Ich warf ihm ein glänzendes 5-Cent-Stück in seine Schale und ging schnell weiter. Hoffentlich hatte er mich nicht erkannt.

Ein paar Jugendliche fuhren mit ihren Skateboards beinahe eine alte Oma über den Haufen. Es war doch noch Schule? Wahrscheinlich hatten die faulen Bratzen einfach die Schule geschwänzt.

Nachdem ich etliche Glühweinstände und Fressbuden passierte, hatte ich vom Weihnachtsmarkt genug und zog mich zurück. Vielleicht war es am Stammtisch ruhiger.

Wie man sich doch irren kann. Um den runden Tisch saßen 15 Männer. Alle redeten gleichzeitig und keiner hörte zu. Jeder war Experte für Politik, für Fußball, für Weiber und natürlich für Autos. Ich traute mich nicht einmal zu furzen, aus Angst, dass sich dann eine Expertenrunde bildet. Warum können nicht ein paar Leute zusammensitzen und einfach die Fresse halten?

*

Ich flüchtete vom Stammtisch und radelte nach Haus. Unterwegs hörte ich die Sirenen der Feuerwehr. Ein ohrenbetäubender Lärm tönte durch die enge Straße. Dann sah ich die Löschfahrzeuge. Die fuhren aber so langsam, dass sie von einem Fußgänger mit Spazierstock überholt wurden. Wahrscheinlich brannte es im Finanzamt.

Zu Hause angelangt lief mir auch noch mein Nachbar über den Weg. Hatte sich heute alles gegen mich verschworen? Er zeigte mir stolz sein neues Bike. Das sah wirklich gut aus. Neugierig fragte ich: »wie kommst du zu solch einem Bike? Das hat doch mindestens 2000 Euro gekostet?« »Ganz einfach«, meinte er, »ich gebe dir einen Tipp.« »Du gehst in einen überfüllten Bäckerladen und lässt heimlich Fürze. So 20 bis 30 mal, bis es irgendeiner nicht mehr aushält und schreit "Alte Sau". Schon kannst du ihn wegen Beleidigung verklagen und bekommst mindestens deine 3000 Euro.«

Verzweifelt schüttelte ich den Kopf und ging ins Haus. Das war mal wieder ein Tag.

*

Nach einigen Beinahunfällen ließ ich mich doch noch von einem Helm überzeugen. Irgendwann gibt es sowieso die Helmpflicht. Also wollte ich mir freiwillig einen Helm auf die Rübe setzen. Im Fahrradgeschäft stand ich vor einer großen Regalwand mit Helmmodellen in den unglaublichsten Formen und Farben. Ich sagte zum Verkäufer: »das sollen Helme sein? Das sind doch eher Siebe mit den vielen Löchern. Oder sind die kaputt?« Der Verkäufer lachte und meinte: »ach, man gewöhnt sich an Alles. Das sind Belüftungsöffnungen, damit Ihnen die Birne nicht glüht. Wollen sie mal einen probieren?«

Na schön, dachte ich, probierte einen Helm auf und betrachtete mich im Spiegel. Das war ja furchtbar, ich sah aus wie eine mutierte Ameise. >>Passt doch prima<<, meinte der Verkäufer.

Den ersten Praxistest machte ich am nächsten Morgen um sechs Uhr. Musste ja nicht gleich jeder sehen. Der Verschluss sollte praktisch und schnell sein, hatte der Verkäufer gesagt. Und er war millimetergenau auf jedes Doppelkinn einstellbar. Ich zog den Riemen fest an und er rastete ein. Ein fürchterlicher schmerz durchzuckte mich. Ich hatte wohl ein Stück Haut in den Verschluss eingeklemmt und konnte ihn jetzt nicht mehr öffnen. Ich fuhr gleich zurück zum Fahrradgeschäft und wurde mit einer Zange und gutem Zureden von dem Folterinstrument befreit. Der Helm wurde anstandslos umgetauscht. >>Der neue Helm ist aber etwas wärmer<<, meinte der Verkäufer. >>Macht nichts<<, meinte ich, >>Hauptsache ich verblute nicht schon beim Aufsetzen.<<

Nach etwa 10 Kilometern spürte ich im Kopf ein Schwabbeln. Ich hielt an und nahm den Helm ab. Der angestaute Schweiß lief wie aus einem Eimer über mein Gesicht. Noch einige Kilometer und ich wäre beim Helmabnehmen ersoffen. Also wieder zurück zum Fahrradgeschäft.

Der nächste Helm bestand aus mehr Löchern als aus Helm und hielt die Birne echt kühl. Ich merkte kaum, dass ich was aufhatte und fuhr fröhlich vor mich hin, bis ich ein leises Summen hörte. Nach einer Weile wurde das Summen immer lauter und dann kam ich drauf. Ich hatte eine Biene oder eine Wespe im Helm. Sofort radelte ich wieder zurück.

Diesmal bekam ich einen Helm mit Insektengitter vor den Belüftungsöffnungen. Damit fühlte ich mich nun sicherer. Doch während der Fahrt hatte ich ein scharfes Pfeifen in den Ohren. Also wieder zurück zum Händler. »Das sind die Insektengitter, die pfeifen leise«, meinte der Verkäufer. Das konnte man laut sagen. Selbst nachdem der Helm nun schon 10 Minuten auf dem Ladentisch lag, hatte ich das Pfeifen immer noch in den Ohren.

Nach diesen Erfahrungen verzichtete ich auf einen Helm und trage weiter meine Baseballmütze.

*

Nachdem ich nun mit meinem Beach-Cruiser auch schon fünf Jahre fuhr war es Zeit für etwas Neues. Im Keller hatte ich noch Platz für ein weiteres Rad. Aber ein Fahrrad vom Baumarkt kam nicht in Frage. Ich sah mal eines dieser billigen Räder umfallen. Danach war es nur noch Schrott.

Nun wollte ich zum größten Fahrradhändler in der Stadt gehen. Aber wer war das? Ich fragte einen Bekannten, der sich erst kürzlich ein teures Bike kaufte. »Der größte Händler in der Stadt?«, sagte er nachdenklich, »das müsste der Bike-Max sein. Der ist fast zwei Meter groß.« »Blödsinn«, sagte ich, »ich meinte den mit den meisten Fahrrädern.«

Nun klärte mich mein Gegenüber auf: »heute sagt man nicht mehr Fahrräder. Heute spricht man von Bikes. Trekking-Bike, City-Bike, Mountain-Bike,

Elektro-Bike.<< So langsam ging mir der Klugscheißer
auf die Nerven. Schließlich entlockte ich ihm doch
noch einen Namen. Das Geschäft war im Industrie-
gebiet.

*

Am nächsten Tag fuhr ich, gut vorbereitet, zum
Händler. Ich nahm mir vor, das Wort Fahrrad nicht
mehr zu benutzen. Ich wollte mich ja nicht blamie-
ren.

Ich betrat eine riesige Halle, die mit allen mögli-
chen Bikes vollgestellt war. Ich dachte, die Bikes sind
nach den Verkaufspreisen geordnet und wollte bei
500 Euro beginnen. Dann sah ich einen grünen Pfeil
und den Hinweis "Hier beginnt der Rundgang". Man
konnte tatsächlich den Pfeilen folgen und in einem
Rundgang die ganze Halle besichtigen.

Also startete ich meine Rundreise bei den billigs-
ten Rädern – Verzeihung, Bikes. Das erste fiel mir
gleich ins Auge. Es war ein Flux A10F, ganz in Gelb,
Preis 2200 Euro.

Das zweite, die Utopia Silbermöwe kostete 2500
Euro und war auch ganz in Gelb. Hatten die nur
Posträder?

Dann entdeckte ich etwas ganz besonderes. Ein
Gefährt, das vorne 2 kleine Räder und hinten ein
großes Rad hatte. Das war kein Bike, das war ein
Cross-Trainer. Preis 2200 Euro.

Doch nun kam ich zu den Trekking-Rädern. Ein
knallgrünes Bike fiel mir sofort ins Auge. Es war ein
Katz Reif und der Preis lag bei 5500 Euro.

So langsam wurde mir unheimlich. Mit den Preisschildern konnte etwas nicht stimmen. Ich rief einen Verkäufer zu mir und sagte: »bei den Preisschildern ist Ihnen ein Fehler unterlaufen.« Er schaute nach den Schildern: »ich kann keinen Fehler entdecken.« Ich sagte: »sehen Sie nicht, dass überall eine Null zu viel ist?« Er lachte und meinte hochnäsig: »das geht schon in Ordnung, wenn Sie ein billiges Rad wollen, gehen Sie in den Baumarkt.« Dann ließ er mich einfach stehen und ging weg.

Nun kam ich zu den Elektro-Bikes. Die waren für mich auch interessant. Inzwischen war ich ja schon 65 Jahre alt und das Radfahren fiel mir immer schwerer.

Bei den Elektro-Bikes waren die Preise etwas humaner. Ich entdeckte ein kleines Faltrad, Typ Falter – Preis 1400 Euro. War der Preis nun mit oder ohne Akku? Den hochnäsigen Typen wollte ich nicht mehr fragen.

Das nächste Bike war ein Carver Houston, Preis 1600 Euro. Das gefiel mir ganz gut. Dann sah ich auf dem Preisschild einen Hinweis. Der Akku kostete extra nochmal 600 Euro. Jetzt gefiel mir das Bike nicht mehr so gut.

Nun kam ich zu einem tollen Modell. Das Avenue Hybrid OR. Auf dem Preisschild stand: ab 2700 Euro. Gleich daneben stand das Veelo Sportstromer Hybrid, ein Elektro-Crossrad, Preis ab 2400 Euro.

Geschockt ging ich weiter und entdeckte den Flyer Rot für 3000 Euro. Nun beschleunigte ich meine Schritte und entdeckte ein Bike ganz in matt/silbern. Das DreSan Ti-Rohloff. Das Ti stand für Titan und der Preis lag bei 3900 Euro.

Auch die Alu-Räder sah ich mir genauer an. Das Idworx Easy Rohler stach mir ins Auge. Aber auch der Preis  3700 Euro.

Das nächste war das Centurion in grün/schwarz. Ohne Preisangabe. Daneben stand das Nicolai in Weiß. Ebenfalls ohne Preisangabe.

Nun kamen einige Liegefahrräder. Die meisten hatten nur 2 Räder. Die kamen für mich schon mal gar nicht in Frage. Aber da stand ein Dreirad. Vorne 2 und hinten 1 Rad. Das würde mir eher zusagen. Da konnte man sich ja während der Fahrt ausruhen. Einen Preis konnte ich nicht finden. Aber nach dem Aussehen kostete das Dreirad bestimmt mehr als 5000 Euro.

Da fiel mir ein kleines Bike auf. Es sah aus wie ein Kinderfahrrad. Auf dem Schild stand: Mini-Speedbike, Preis 980 Euro. Ganz schön happig für ein Kinderrad.

Vor dem Conway Geländebike verweilte ich länger. Ein Wahnsinns Design. Als ich den Preis sah wurde mir schwindelig. 6000 Euro.

Den letzten Rest gab mir das KTM Austria Power. Ein tolles Bike. Ganz in weiß gehalten. Preis 6500 bis 9500 Euro.

Bei dieser Auswahl an Bikes und bei den Preisen wurde mir ganz schwindelig. Ganz nahe am Ausgang sah ich ein ganz gewöhnliches Rad. Ein Bismarck-Rad in Schokobraun. Und das sollte nur 350 Euro kosten. Da hatten die sicher eine Null vergessen. In der Beschreibung las ich, dass das Rad nur ein 2-Gang Getriebe hatte. Für Karlsruhe oder Konstanz sicher das geeignete Rad. Aber nicht für Pforzheim.

Nun brauchte ich dringend frische Luft und verließ schleunigst die Halle. Inzwischen hatte ich ganz andere Preisvorstellungen und sah verschämt in meinen Geldbeutel. Ich hatte Vorsichtshalber 500 Euro eingesteckt. Dafür würde ich ja noch nicht mal einen Akku bekommen.

Nun fasste ich einen Entschluss. Ich würde mit meinem Beach-Cruiser weiter fahren, bis ich Hundert bin. Es sei denn, die Elektro-Bikes werden in den nächsten Jahren erschwinglicher.

*

Zum Schluss noch ein Gedicht von dem großen Komiker Heinz Ehrhardt:

> Meine besten Witze hab` ich erzählt,
> das Publikum lächelte nur leicht gequält,
> doch Heiterkeit ohne Maß und Ziel
> erregte ich, als ich vom Fahrrad fiel.

*

Weitere Bücher des Autors:

"Ein Schlemihl mit zwei linken Füßen"

"Schlemihl's Kapriolen"

"Die heimliche Galerie"

"Die Königin von Eschnapur"

"Schlemihl und Schlimasl"

"Maghrebiner und Muselmanen"

"Purzel und seine Freunde"

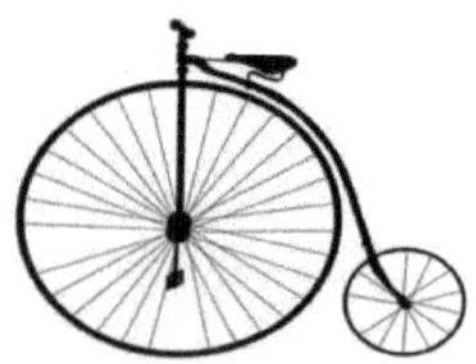